Rasmita Samantaray
Sitansu Das
Sunayana Priyadarshini

Seleção de cores em prótese dentária

Rasmita Samantaray
Sitansu Das
Sunayana Priyadarshini

Seleção de cores em prótese dentária

ScienciaScripts

Imprint

Cover image: www.ingimage.com

This book is a translation from the original published under ISBN 978-620-7-80960-8.

Publisher:
Sciencia Scripts
is a trademark of
Dodo Books Indian Ocean Ltd. and OmniScriptum S.R.L publishing group

120 High Road, East Finchley, London, N2 9ED, United Kingdom
Str. Armeneasca 28/1, office 1, Chisinau MD-2012, Republic of Moldova, Europe
Printed at: see last page
ISBN: 978-620-7-89691-2

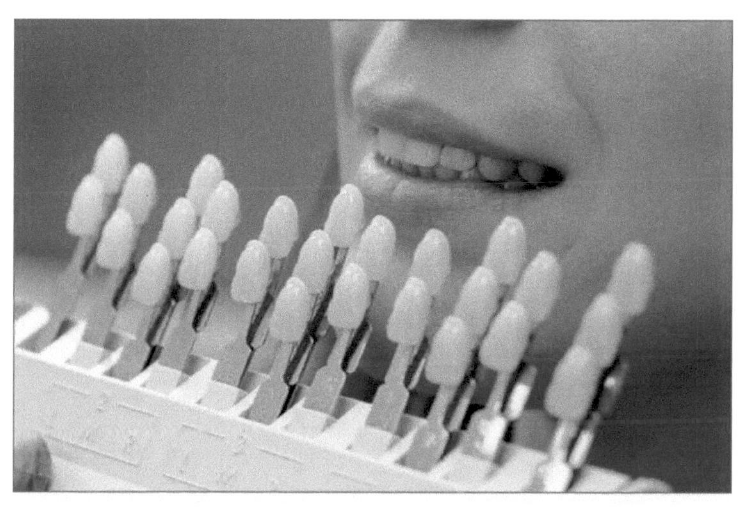

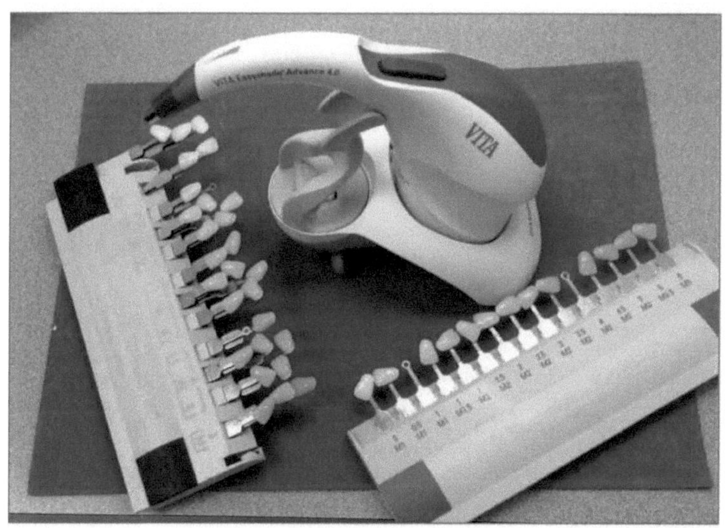
VITA

Autores

Dr.ª Rasmita Kumari Samantaray$_5$ Professora assistente, Hitech Dental College and Hospital, Bhubaneswar.

Dr. Sitansu Sekhar Das$_5$ Professor$_5$ Instituto de Ciências Dentárias$_5$ Bhubaneswar.

Dr. Sunayana Priyadarshini, Professor Associado, Hitech Dental College e Hospital5Bhubaneswar

Contribuintes

Dr. Nagaveni S Somayaji, Professor, Hitech Dental College and Hospital, Bhubaneswar

Dr. Pallawi Sinha, Professor Associado, Hitech Dental College and Hospital, Bhubaneswar

Dr. Sudipto Podder, Professor e Diretor, Hitech Dental College and Hospital, Bhubaneswar

Dr. Nabaprakash Sahu, Professor, Hitech Dental College and Hospital, Bhubaneswar

Dr. Ashutosh Sahu, Professor Associado, Hitech Dental College and Hospital, Bhubaneswar

Dr.ª Madhumita Mahapatra, Professora Assistente, Hitech Dental College and Hospital, Bhubaneswar.

Dr. Gopal Krishna Choudhury, Professor e Diretor, Instituto de Ciências Dentárias, Bhubaneswar.

Dra. Mirnha Garhnayak, Professora, Instituto de Ciências Dentárias, Bhubaneswar.

Dr.Abhijita Mahapatra ,Professor,Instituto de Ciências Dentárias,Bhubaneswar.

Dr. Gunjan Srivastava ,Professor, Instituto de Ciências Dentárias, Bhubaneswar.

Dr. Abhilash Mohapatra, Professor, Instituto de Ciências Dentárias, Bhubaneswar.

Dr. Pradyumna Sahoo, Professor, Instituto de Ciências Dentárias, Bhubaneswar.

Dr. Sangram Panda, Professor do Instituto de Ciências Dentárias, Bhubaneswar.

Dra. Debarchita Sarangi, Professora Associada do Instituto de Ciências Dentárias, Bhubaneswar.

RECONHECIMENTO

Em primeiro lugar e acima de tudo, curvo-me perante Deus Todo-Poderoso por me ter inundado com as suas bênçãos e amor, mostrando-me o caminho, dando-me inspiração e sendo a minha força e escudo invisíveis ao longo da minha vida.

Devo imensa gratidão e respeito ao Dr. Sitansu Sekhar Das, Professor, Departamento de Dentisteria Protética e Implantologia Oral, Instituto de Ciências Dentárias, Bhubaneswar, que me ensinou que "As pessoas mais fortes nem sempre são as pessoas que ganham, mas as pessoas que não desistem quando perdem". A sua busca incansável pela excelência académica e a sua visão profissional foram uma fonte de encorajamento e inspiração constantes.

Desejo expressar o meu profundo sentimento de gratidão ao Prof. Sangram Patro, Diretor da Faculdade de Medicina Dentária e Hospital Hitech, ao Prof. (Dr.) Subash Chandra Nayak, Vice-Diretor da Faculdade de Medicina Dentária e Hospital Hitech e ao Dr. Abitosh Debata, da Faculdade de Medicina Dentária e Hospital Hitech, Bhubaneswar, pelo seu grande interesse pessoal, motivação, encorajamento e sugestões oportunas ao longo do meu trabalho.

Gostaria de expressar os meus sinceros agradecimentos aos meus professores Prof. e Diretor (Dr.) Gopal Krishna Choudhury e Prof. (Dr.) Abhijita Mahapatra, Instituto de Ciências Dentárias, Bhubaneswar. O seu amor sem limites, a sua fé inabalável e a sua confiança nas minhas capacidades e em mim, fizeram de mim a pessoa que sou hoje.

Dra. Rasmita Kumari Samantaray

Índice

INTRODUÇÃO

A seleção da cor adequada para as próteses dentárias é um aspeto crítico do tratamento protético, influenciando tanto a estética como a satisfação do doente com a sua restauração. Este guia abrangente explora os factores que influenciam a seleção da cor em prótese dentária, incluindo a base fisiológica da cor do dente, as técnicas e ferramentas utilizadas para a correspondência da cor, o papel das condições de iluminação, as tecnologias digitais na determinação da cor, considerações clínicas, desafios e avanços no campo.

A seleção da cor em prótese dentária refere-se ao processo de escolha da cor e do aspeto das restaurações dentárias para corresponder à dentição natural ou alcançar os resultados estéticos desejados. Envolve arte e ciência, exigindo uma compreensão dos princípios subjacentes à cor dos dentes e de vários métodos para obter uma correspondência de cores precisa.

A cor dos dentes é influenciada por vários factores, incluindo a pigmentação intrínseca e extrínseca, a espessura do esmalte, a cor da dentina e a translucidez. Compreender a base fisiológica da cor dos dentes ajuda a compreender a complexidade da combinação de cores e as variações observadas na dentição natural.

A combinação de dentes naturais com restaurações artificiais é um dos procedimentos mais desafiantes na dentisteria de restauração. Os dentes naturais variam muito em termos de cor. Recriar a cor natural do dente utilizando material de restauração requer um controlo perfeito da capacidade de correspondência da cor.
Uma combinação de cores bem sucedida é uma combinação de arte e ciência. Por conseguinte, é necessário utilizar a ciência da medicina dentária para fazer corresponder a arte da dentição natural. Uma compreensão da natureza da luz e da forma como o olho percepciona e o cérebro interpreta a luz como cor é importante para uma prótese estética bem sucedida, particularmente quando são feitas próteses metalo-cerâmicas/cerâmicas.
A luz que é vista a olho nu é a luz visível com um comprimento de onda de 380-780nm. A luz faz parte das ondas electromagnéticas e, em conjunto, a luz visível e a invisível constituem o espetro eletromagnético.
Os três componentes da cor são: a fonte de luz (ilumina o objeto), o objeto (ou seja, o

dente) que absorve a cor, reflecte e transmite a luz incidente ao observador e o observador que percebe a luz tal como é interpretada pelo cérebro.
O estudo da cor é uma parte fundamental da medicina dentária estética. A cor é, sem dúvida, um dos parâmetros com maior peso onde o paciente julga a qualidade da restauração, sobretudo na região anterior. Conseguir uma mímica perfeita dos dentes naturais circundantes torna-se assim um objetivo crucial para os dentistas e para os pacientes.

Neste sentido, é importante conhecer e compreender todos os aspectos relacionados com a cor dos dentes e os materiais de restauração utilizados, tanto cerâmicos como resinas compostas. Existem duas formas de medir a cor, uma delas subjectiva através da utilização de guias de cor e a outra objetiva, principalmente através da utilização de um espetrofotómetro.
As guias de cor consistem, geralmente, em guias de cor que são comparadas sucessivamente com o dente a restaurar, em condições de iluminação idênticas, até se encontrar a guia com maior semelhança cromática com o dente natural.
A utilização de guias para medir as cores em medicina dentária é um processo subjetivo e muitas variáveis podem afetar os resultados: a iluminação circundante, o ângulo de visão do dente e da patilha, o vestuário, a maquilhagem e, claro, a perceção cromática do dentista. Os métodos instrumentais para a determinação da cor dos dentes são objectivos e mais rápidos do que a correspondência visual da cor.
A determinação da correspondência exacta da cor depende da habilidade clínica, do sistema de orientação da cor e das condições de iluminação. A seleção visual da cor em medicina dentária depende de muitos factores e a variação pode levar a uma mudança na perceção da cor. A perceção da cor depende da fonte de luz, do objeto e da pessoa que preside ao processo de correspondência de cores sem participar.
A cor dos dentes é constituída por camadas de esmalte e dentina que reflectem e transmitem a luz incidente, conferindo-lhes uma boa qualidade de luz. Os elementos críticos que afectam a perceção da cor incluem o sistema munsell de descrição da cor:-
1) Matiz - Define-se como a variedade particular de uma cor. A tonalidade de um objeto pode ser vermelha, verde, amarela e assim por diante.
2) Croma - A intensidade de uma tonalidade é designada por Croma.
3) Valor - A escuridão ou claridade relativa de uma cor.

Uma correspondência de cor correcta entre os dentes naturais e o dente a ser restaurado é essencial para o sucesso da seleção da cor da prótese. Para obter uma prótese de aspeto natural, existem dois passos cruciais na prática quotidiana

1) A seleção de uma cor através de um guia de tonalidades Como o vita pan classic, o vita pan 3D master, etc.

2) A utilização de dispositivos electrónicos, tais como DSLR com tecnologia de software, dispositivos espectrofotométricos, etc.

Isto permitirá selecionar a prótese que se integrará harmoniosamente com o tecido biológico circundante e, consequentemente, a reprodução correcta desta cor na prótese. A correspondência exacta da cor é um dos aspectos mais desafiantes das restaurações dentárias e da medicina dentária estética devido à variedade da cor natural dos dentes. A obtenção de uma cor próxima é um processo complexo. Os profissionais necessitam de um conhecimento profundo da cor e da luz e das características relacionadas com o dente e a porcelana e de serem capazes de o comunicar aos técnicos de laboratório.

O sucesso da correspondência de tonalidades inclui uma variedade de factores, como a perceção individual da cor, a fonte de luz onde a tonalidade está a ser determinada, a cor das paredes do bloco operatório e a cor do vestuário e maquilhagem do doente.

A cor e a aparência dos dentes são um fenómeno criado por muitos factores, tais como as condições de iluminação, a translucidez, a opacidade, a dispersão da luz, o brilho e a perceção humana. A cor dos dentes é fortemente determinada pela dentina, com o esmalte mais translúcido a desempenhar um papel menos importante através da dispersão de comprimentos de onda na gama do azul.

Os túbulos são a causa predominante da dispersão da luz na dentina e no esmalte, os cristais de hidroxiapatite contribuem significativamente para a dispersão. Existem diferenças na cor dos dentes entre as pessoas e também entre os dentes da mesma pessoa e dentro do mesmo dente.

A caraterização e reprodução da cor dos dentes é um grande desafio na medicina dentária estética e restauradora. O aumento das exigências estéticas dos pacientes resultou no desenvolvimento "positivo" dos modernos materiais de restauração em cerâmica e compósito.

Assim, a concordância perfeita na cor do dente entre a dentição natural e a restauração é o critério central de qualidade para o paciente e a chave para uma incorporação bem sucedida.

A medicina dentária de restauração é uma mistura de ciência e arte. O sucesso da dentisteria de restauração é determinado com base nos resultados funcionais e estéticos. Para alcançar a estética, são necessários quatro determinantes básicos em sequência: posição, contorno, textura e cor. Uma vez que a medicina dentária estética impõe várias exigências às capacidades artísticas do dentista e do técnico, o conhecimento dos princípios científicos subjacentes à cor é essencial. A combinação de cores não só melhora a estética, como também faz com que a restauração pareça natural e atractiva.

A investigação contínua sobre o sistema visual humano deu-nos uma melhor compreensão da forma como a discriminação da cor é afetada pelo ambiente e por outras características como a doença, os medicamentos e o envelhecimento. Os fundamentos básicos da cor e da luz, o espetro de radiação e as características ópticas do objeto devem ser compreendidos de modo a obter uma mistura perfeita da cor de uma dentição humana.

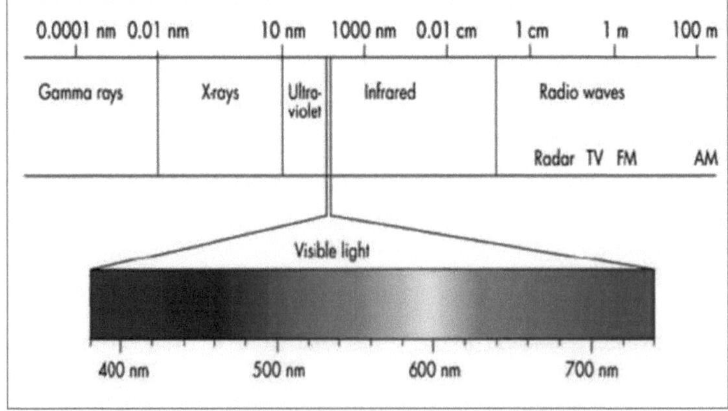

Fig-1 O espetro eletromagnético

ANTECEDENTES HISTÓRICOS

A combinação de cores em prótese dentária, o ramo da medicina dentária centrado na restauração e substituição de dentes, evoluiu significativamente ao longo do tempo com os avanços da tecnologia e dos materiais. Eis um breve historial da combinação de cores em prótese dentária:

1. **Primeiros desenvolvimentos**:
   - Historicamente, o conceito de correspondência de cores remonta às civilizações antigas, onde se tentava reproduzir os dentes utilizando vários materiais, como marfim, osso e até pedra.
   - Os antigos egípcios, gregos e romanos utilizavam várias substâncias para substituir dentes em falta ou para melhorar a estética.
2. **Século XIX**:
   - Com o desenvolvimento da medicina dentária moderna no século XIX, houve uma mudança para a utilização de materiais como a porcelana para restaurações dentárias.
   - A porcelana era valorizada pela sua capacidade de imitar a aparência dos dentes naturais, mas os primeiros métodos de correspondência de cores eram rudimentares, dependendo em grande medida da perícia e experiência do dentista ou do técnico de prótese dentária.
3. **Século XX**:
   - No início e em meados do século XX, registaram-se melhorias nos materiais e técnicas dentárias. Os dentistas e os técnicos começaram a utilizar guias de cores que consistiam num conjunto de guias de porcelana ou dentes em várias cores.
   - Estas guias de cores ajudaram a normalizar o processo de correspondência da cor das restaurações dentárias com os dentes naturais dos pacientes.
4. **Do final do século XX até à atualidade**:
   - O final do século XX e o início do século XXI testemunharam avanços significativos na tecnologia de correspondência de sombras.
   - Foram introduzidos dispositivos electrónicos de correspondência de cores que utilizavam espetrofotometria e imagens digitais para analisar a cor dos dentes com maior precisão.

- A tecnologia de desenho assistido por computador e fabrico assistido por computador (CAD/CAM) revolucionou ainda mais a prótese dentária, permitindo restaurações dentárias altamente precisas e estéticas.

5. **Tendências actuais**:
   - Atualmente, a correspondência de cores na prótese dentária continua a evoluir com a integração de tecnologias digitais.
   - Os dentistas e os técnicos podem agora utilizar scanners intra-orais para obter impressões digitais dos dentes, que podem ser analisadas e combinadas com guias de cores digitais.
   - Estão a ser utilizados algoritmos de software avançados e inteligência artificial para melhorar a precisão e a eficiência da correspondência de sombras.

Em geral, a combinação de cores em prótese dentária progrediu de uma capacidade subjectiva e artística para um processo mais científico e preciso, graças aos avanços tecnológicos e aos guias de cores padronizados. Esta evolução melhorou significativamente a capacidade dos dentistas e técnicos de prótese dentária para criar restaurações dentárias de aspeto natural que se misturam na perfeição com os dentes naturais do paciente.

A COR. E A LUZ E A SUA IMPORTÂNCIA

A medicina dentária de restauração é uma mistura de ciência e arte. O sucesso da dentisteria de restauração é determinado com base nos resultados funcionais e estéticos. Para alcançar a estética, são necessários quatro determinantes básicos em sequência, ou seja, posição, contorno, textura e cor. A combinação de cores não só melhora a estética como também faz com que a restauração pareça natural e atractiva. A cor é definida como a perceção subjectiva da qualidade da luz e a colorimetria é uma disciplina científica que permite medir e especificar a cor. O conhecimento básico das cores é um pré-requisito para fazer a escolha correcta. A cor é complexa e engloba tanto fenómenos subjectivos como objectivos. A nossa perceção da cor é aceite como subjectiva.

COR E CIÊNCIA

A cor e a luz desempenham um papel crucial na seleção de tons para várias aplicações, como o design de interiores, a arte, a moda e até o desenvolvimento de produtos.

1. Impacto psicológico:

A. Humor e emoções: As cores podem evocar sentimentos e estados de espírito específicos. Por exemplo, o azul é frequentemente calmante, enquanto o vermelho pode ser energizante.

B. Perceção: As cores podem influenciar a perceção do espaço. As cores claras podem fazer com que um espaço pareça maior, enquanto as cores escuras podem fazê-lo parecer mais pequeno.

C. Significado cultural: Diferentes culturas associam as cores a vários significados e emoções, o que pode afetar a adequação de determinadas tonalidades em contextos específicos.

D. Harmonia de cores: A seleção de tons que se harmonizam bem entre si é essencial para criar ambientes esteticamente agradáveis. Isto implica compreender a teoria da cor, incluindo conceitos como esquemas de cores complementares, análogos e triádicos.

2. Luz

A. Luz natural vs. luz artificial:

O tipo de luz pode alterar drasticamente a aparência de uma cor. A luz natural varia ao longo do dia e pode influenciar a perceção da cor, enquanto a luz artificial pode ter temperaturas de cor variáveis (quente, fria, neutra).

B. Intensidade e direção da luz:

O brilho e a direção da luz podem afetar a visibilidade e a intensidade das cores. A luz direta do sol pode fazer com que as cores pareçam mais vibrantes, enquanto que a luz fraca pode esbater as cores.

C. Índice de reprodução de cores (CRI):

O CRI mede a capacidade de uma fonte de luz para revelar as cores verdadeiras dos objectos em comparação com a luz natural. Uma iluminação com CRI elevado é essencial para uma perceção precisa das cores.

Aplicações práticas

Design de interiores:

A escolha de cores de paredes, mobiliário e artigos de decoração requer a compreensão da forma como as cores interagem com a luz disponível. Testar amostras de tinta em diferentes condições de iluminação é crucial.

Moda:

A seleção das cores dos tecidos implica considerar o seu aspeto em diferentes condições de iluminação, como a iluminação interior ou a luz do dia.

Arte e fotografia:

Os artistas e os fotógrafos devem ter em conta a forma como a luz afecta a cor nos seus trabalhos para obterem o efeito desejado e a precisão nas suas representações.

Dicas para uma seleção eficaz da sombra

Teste em várias iluminações:

Veja sempre amostras de cores em diferentes condições de iluminação antes de tomar uma decisão final.

Considerar o meio envolvente:

Tenha em conta as cores dos objectos e materiais circundantes, uma vez que podem influenciar a forma como uma cor é percebida.

Utilizar ferramentas e tecnologia:

Utilize ferramentas e aplicações de correspondência de cores para experimentar diferentes tonalidades e cenários de iluminação.

A cor é definida como uma perceção subjectiva da qualidade da luz e a colorimetria é uma disciplina científica que permite medir e especificar a cor. O conhecimento básico sobre as cores é um pré-requisito para fazer a escolha certa. O procedimento de seleção da cor em medicina dentária estética pode ser feito por determinação visual ou instrumental da cor. A determinação visual da cor considera a comparação da cor com um padrão físico já conhecido e aceite como referência. Basicamente, é a utilização de um atlas de cores ou de um guia de cores em condições mais ou menos controladas.

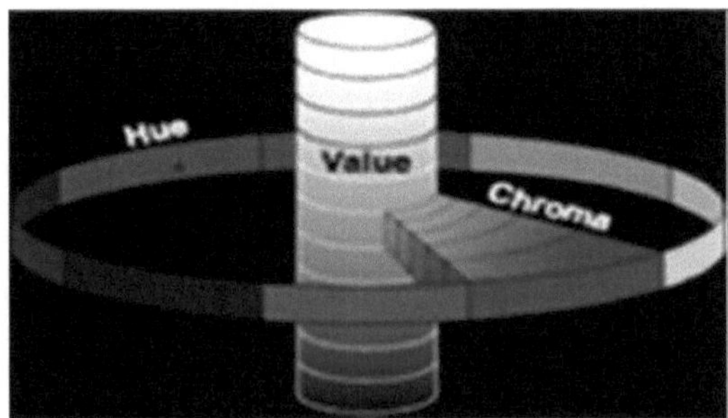

Fig-2 A roda de cores

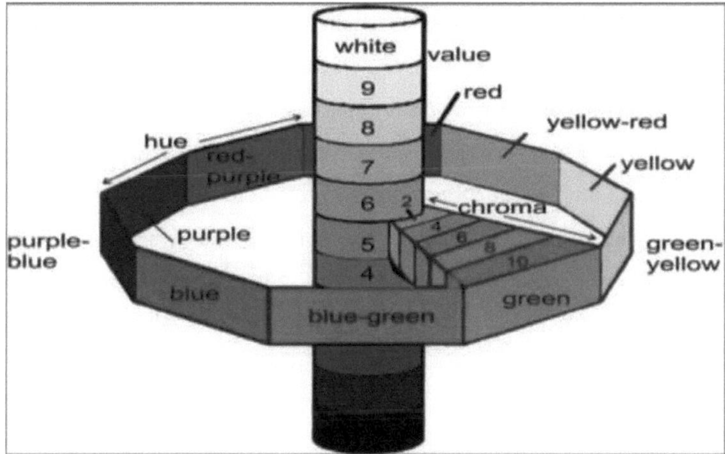

Fig-3 O sistema de cores Munsell

As experiências de Sir Isaac Newton durante o século XVIII mostraram que a luz branca que passava através de um prisma se dividia num padrão de cores designado por espetro e provou que sem luz não existe cor.

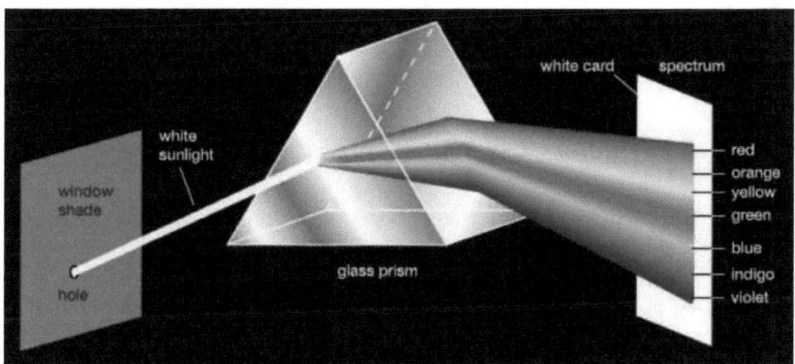

Fig-4 Experiência do prisma

A cor de um objeto pode mudar consoante o tipo de iluminante. Existem três tipos principais de iluminação: Incandescente, Fluorescente e Luz natural. As incandescentes emitem mais luz vermelha/amarela e a sua temperatura de cor é de cerca de 2856 K. As fluorescentes emitem mais luz azul e a sua temperatura de cor é de 4000 K, enquanto a luz natural é extremamente variável. Diz-se que a luz do meio-dia é a melhor para a seleção da tonalidade porque a esta hora a luz é mais equilibrada. Existem luzes especiais que são luzes com correção de cor, que emitem luz com uma distribuição de cor mais uniforme. A sua temperatura de cor é de 5500 K. A cor é uma propriedade da luz. Os objectos não têm cor própria; apenas reflectem um determinado comprimento de onda do espetro de cores. Por exemplo, um objeto azul absorve todos os comprimentos de onda, exceto o azul. Os restantes comprimentos de onda entram nos nossos olhos e é isso que vemos.

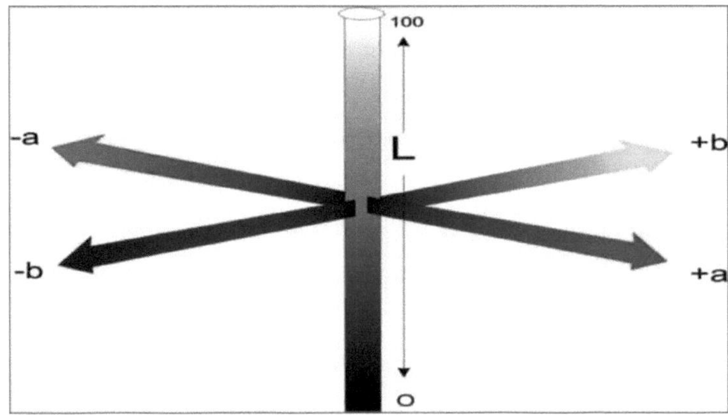

Fig-5 O sistema de laboratório CIE

FUNDAMENTOS DOS CONCEITOS DE COR

De acordo com o Glossário de termos de Dentisteria Protética11 , a cor pode ser definida como "a qualidade de um objeto ou substância em relação à luz reflectida ou transmitida por ele. A cor é normalmente determinada visualmente através da medição da tonalidade, da saturação e da reetância luminosa da luz refletida. Os três componentes da cor são: fonte de luz (ilumina o objeto), objeto (reflecte, absorve ou transmite a luz incidente ao observador) e o observador (percebe a luz reflectida). Para os casos indirectos, o clínico deve transmitir as características de tonalidade, croma e valor da cor do dente primário ao técnico que, por sua vez, produz restaurações que correspondem à estrutura dentária remanescente.

A tonalidade refere-se aos diferentes comprimentos de onda da energia radiante observada (vermelho, amarelo, verde, azul, púrpura, etc.). Cerca de 80 por cento dos dentes naturais situam-se na gama de tonalidades A. ***O croma*** descreve a força ou a saturação da tonalidade.

O valor é a leveza ou o brilho, distingue a escuridão relativa de uma cor. O valor é frequentemente a dimensão mais importante da cor. Os dentes naturais apresentam translucidez, fluorescência e opalescência, sendo todas estas informações necessárias para uma correspondência de cores bem sucedida.

A translucidez é o gradiente entre transparente e opaco.

A fluorescência é a absorção de luz de comprimento de onda curto com a emissão espontânea de luz de comprimento de onda mais longo.

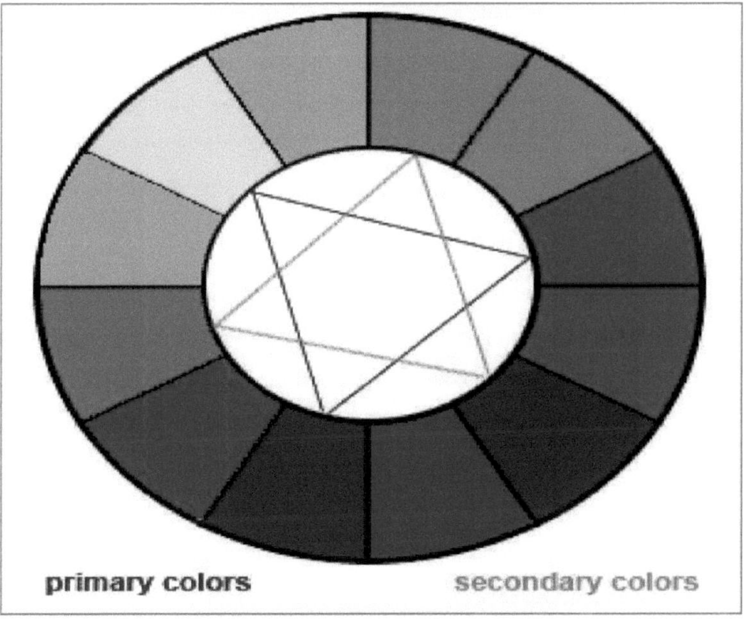

Fig-6 Cores primárias e secundárias

1. DIMENSÕES DA COR

Em 1900, o pintor e professor de arte americano Albert Henry Munsell escreveu sobre a propriedade tridimensional da cor e parâmetros como: matiz, croma e valor ou luminosidade.

- A tonalidade determina o tom da cor ou o pigmento do dente (vermelho, laranja ou amarelo). A tonalidade é o atributo de uma cor que permite ao clínico distinguir entre diferentes famílias de cores, enquanto que o valor indica a luminosidade de uma cor. A tonalidade é determinada em último lugar, combinando com os separadores de tonalidade do valor e do croma já determinados. É especificada como a gama dominante de comprimentos de onda no espetro visível que produz a cor percebida, mesmo que o comprimento de onda exato da cor percebida possa não estar presente. A tonalidade é uma interpretação fisiológica e psicológica de uma soma de comprimentos de onda. A tonalidade é representada por A, B, C ou D no guia de cores Vita Classic comummente utilizado.

- O croma determina a saturação ou a pureza do tom da cor (quanto maior for o comprimento de onda de uma determinada cor reflectida, mais pura será a cor obtida). O croma é o grau de saturação da cor. Quando a cor é determinada utilizando o sistema Munsell, o valor é determinado primeiro, seguido do croma. "Se um corante (por exemplo, vermelho) for adicionado a um copo de água e o mesmo corante for adicionado várias vezes, a intensidade aumenta, mas a cor permanece a mesma (matiz). À medida que o croma aumenta, o valor diminui. O croma e o valor estão inversamente relacionados. Os números mais altos no guia de cores Vita Classic representam um aumento do croma.

- O valor determina a escuridão/claridade relativa da tonalidade. (Quanto maior for a quantidade total de luz reflectida, maior será o valor). "Munsell descreveu o valor como uma escala de cinzentos de branco para preto. Os objectos brilhantes têm menores quantidades de cinzento e os objectos de baixo valor têm maiores quantidades de cinzento e parecerão mais escuros.O brilho de uma coroa é normalmente aumentado de duas formas: diminuindo o croma ou aumentando a refletividade da superfície. Diminuir o valor significa que menos luz retorna do objeto iluminado e que a luz restante está a ser absorvida ou dispersa noutro local.

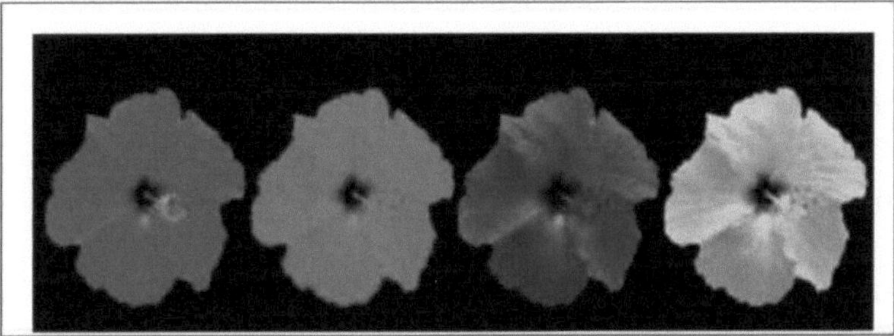

Fig- 7 Tonalidade

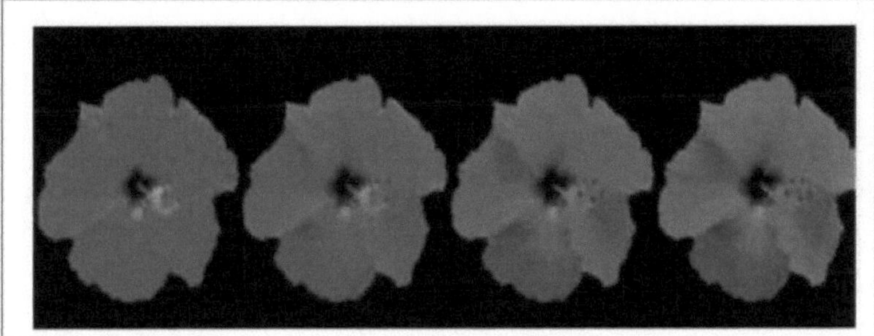

Fig-8 Croma

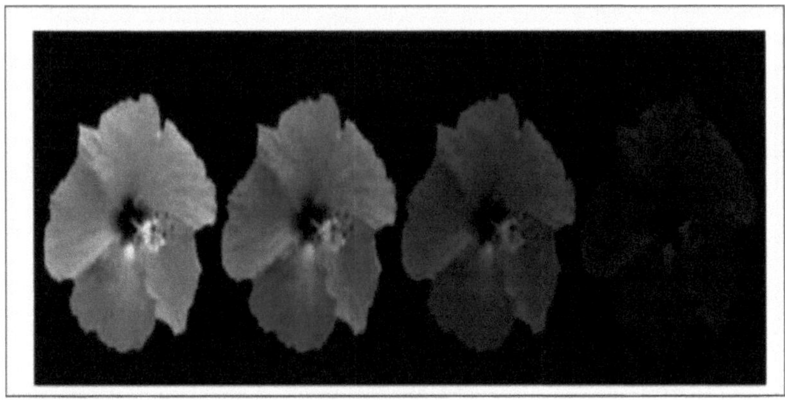

Fig-9 Valor

1. ELEMENTOS QUE AFECTAM A PERCEPÇÃO DA COR

A seleção da tonalidade envolve a perceção da cor que depende de três entidades:

1. Iluminação
2. O ambiente (objeto)
3. O espetador (sensação)

De acordo com a Comissão Internacional de Iluminação (Commission International De l' Eclairage), em 1931, os iluminantes foram classificados com base no seu efeito na perceção da cor, sendo os iluminantes D50 e D65, que têm uma temperatura de cor de 5000 e 6500 K, respetivamente, os mais utilizados como iluminantes padrão. Clinicamente, ao efetuar a correspondência de cores, o médico deve utilizar o iluminante D50.

A primeira parte da tríade estímulo/sensação/perceção é o estímulo físico da cor. A energia radiante (luz) é uma banda estreita do espetro eletromagnético que compreende, num extremo, ondas longas de radiodifusão e, no outro, ondas mais curtas de radiação gama. O sistema visual do olho só é capaz de detetar comprimentos de onda que vão de 380 nm (violeta) a 780 nm (vermelho).

Segundo Isaac Newton, a luz não tem cor, só quando interage com um objeto é que produz cor. Tal foi demonstrado na sua famosa experiência de dividir a luz por um prisma nas cores do espetro visível, que inclui o vermelho, o laranja, o amarelo, o verde, o azul, o índigo e o violeta. Como já foi referido, as partes que constituem o estímulo da cor são o iluminante (fonte de luz), um objeto e um detetor.

O Iluminador

A qualidade da luz é determinada pela sua temperatura de cor, medida em Kelvin (K); esta varia entre um céu azul frio (9000 K) e a luz de uma vela (2500 K). Em 1931, a CIE (Commission International de l'Éclairge ou Comissão Internacional de Iluminação) recomendou a utilização de fontes de luz padrão A, B e C, que foram complementadas em 19715 para incluir o iluminante D65. Estas fontes de luz distinguem-se pelas suas curvas de distribuição de potência espetral e são utilizadas para a determinação da cor em condições específicas.

Por exemplo, o iluminante padrão A representa a luz incandescente com uma temperatura de cor de 285 6K, o iluminante padrão C é a luz do dia média a 6774 K sem radiação ultravioleta e o iluminante padrão D65 é a luz do dia a 6540K incluindo os comprimentos de onda da radiação ultravioleta.

É necessário fazer uma distinção entre uma fonte e um iluminante. Para ser exato, uma fonte é uma luz fisicamente realizável (por exemplo, um candeeiro cirúrgico dentário), um iluminante pode ou não ser realizável, mas se um iluminante for convertido numa forma física, é então designado por fonte normalizada. Para efeitos da presente discussão, os termos fonte e iluminante são permutáveis. A cor de um objeto parece diferente consoante o iluminante. Esta propriedade das fontes de luz de influenciar a cor dos objectos é designada por reprodução de cores.

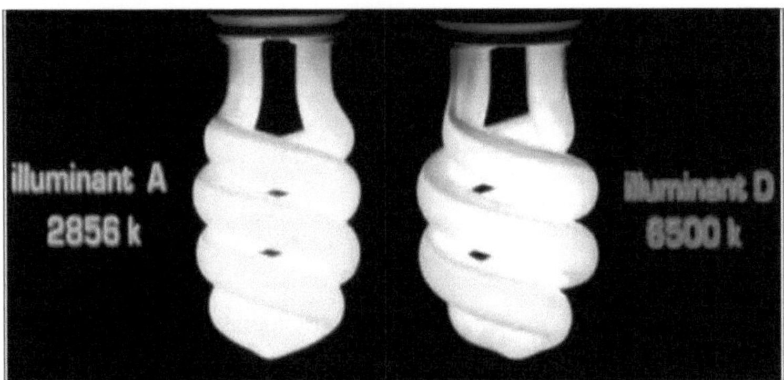

Fig-10 O iluminador

O objeto

Tal como um cubo que tem três dimensões, comprimento, largura e profundidade, a cor também tem três dimensões: valor, tonalidade e croma. O valor é a quantidade de luz reflectida por um objeto em comparação com um difusor branco puro (que reflecte 100%) e com um absorvente preto (que absorve toda a luz incidente sem reflexão). Se um material reflecte a maior parte da luz que incide na sua superfície, parece brilhante, ou seja, tem um valor elevado. Por outro lado, um objeto escuro absorve a maior parte da luz incidente e parece baço, ou seja, tem um valor baixo. Entre estes dois extremos existe uma gradação de valores designada por escala de cinzentos.

A segunda dimensão da cor é o matiz ou o comprimento de onda da luz; este depende da reflectância espetral (do espetro visível) de um objeto. O comprimento de onda do espetro visível produz uma curva *de reflectância* espetral, enquanto um objeto colorido transparente (por exemplo, vidro colorido) cria uma curva *de transmitância* espetral. Um objeto translúcido, como um dente, produz curvas de reflectância espetral e de transmitância. Estas curvas espectrais são análogas às curvas de distribuição de energia dos iluminantes. O croma é o último componente da cor.

A cor é quantificada numericamente pelas suas três dimensões: matiz, valor e croma. A quantificação da cor é semelhante à determinação das dimensões de um objeto, em que uma régua é equivalente a um instrumento de medição da cor (colorímetro ou espetrofotómetro), o comprimento a um espaço de cor e a escala, como a imperial (polegadas) ou a métrica (metros), às coordenadas de cor de um espaço de cor específico. Os dois dispositivos mais populares para a medição objetiva da cor são o colorímetro e o espetrofotómetro. O colorímetro utiliza o método tri-estímulo, que inclui três filtros coloridos correspondentes a sensibilidades espectrais selectivas para as três cores primárias, vermelho, verde e azul. As leituras X, Y e Z são a quantidade das três cores primárias para um dado objeto, que são convertidas para um espaço de cor especificado. O espetrofotómetro, por outro lado, mede a distribuição espetral (reflectância ou transmitância) de um objeto em vez de apenas três cores. Este método é mais descritivo e é capaz de determinar a cor utilizando diferentes iluminantes. As leituras das curvas de um espetrofotómetro (reflectância ou transmitância espetral) podem ser traçadas ou convertidas em coordenadas de cor para espaços de cor específicos.

Existem muitos espaços de cor e coordenadas disponíveis para quantificar a cor, mas por uma questão de brevidade, descrevem-se o Munsell e o CIEL*a*b* (1976). A referência é o sistema Munsell, concebido em 1905 pelo artista americano A.H. Munsell. Este sistema é fabricado a partir de tiras de papel colorido que correspondem a três coordenadas de cor: a tonalidade Munsell, o valor Munsell e o croma Munsell, e mais tarde modificado para o sistema de reanotação Munsell, que exprime uma cor através de uma combinação de letras e números de acordo com as tabelas de cores Munsell. O espaço de cor CIE inicial, introduzido em 1931 com as coordenadas Yxy, revelou-se inadequado porque as cores eram representadas apenas em duas dimensões (matiz e croma) e as cores percepcionadas não tinham correlações com a perceção visual. Em 1976, a CIE modificou o seu espaço de cores para L*a*b*, em que L* indica a luminosidade (valor) e a* e b* são as coordenadas de cromaticidade. O espaço de cor CIE L*a*b* é melhor visualizado utilizando uma esfera. O eixo vertical representa L*, a parte superior é branca (valor de 100%) e a parte inferior é preta (valor de 0%). Na direção a*, +a* corresponde ao vermelho, enquanto -a* é a cor complementar verde e para a coordenada b*, +b* é amarelo e -b* denota a cor complementar azul. O croma é o eixo radial que vai do centro à periferia da esfera. O centro da esfera tem um croma baixo e a periferia tem cores de croma alto. O espaço de cor que representa os dentes naturais situa-se entre as coordenadas +a* e +b*, nos comprimentos de onda vermelho, vermelho - amarelo (laranja) e amarelo do espetro.

Sensação (O Detetor)

A terceira parte do estímulo da cor é a resposta espetral do detetor, neste caso o olho. A sensação visual é um processo químico, elétrico e fisiológico. A energia radiante entra no olho através da córnea e é focada na retina pelo cristalino. O cristalino altera a sua curvatura (acomodação) para focar os raios de luz através de uma abertura da íris conhecida como pupila. O aspeto negro da pupila é atribuído ao facto de a maior parte da luz que entra no olho ser absorvida pelos pigmentos sensíveis à luz na retina (semelhante à luz que incide numa superfície negra). A acuidade visual (nitidez) ocorre no centro da lente, onde as aberrações esféricas e cromáticas são negligenciáveis.

A retina é um mosaico de dois tipos de células fotossensíveis, denominadas bastonetes e cones. Os cones são responsáveis pela visão cromática e contêm pigmentos fotossensíveis com sensibilidades espectrais para as três cores primárias, correspondentes aos comprimentos de onda 448 nm (azul), 528 nm (verde) e 567 nm (vermelho). Quando estimulados pela luz, os pigmentos sofrem fotodecomposição para criar um impulso elétrico para excitação nervosa. A maior parte dos 6 milhões de cones estão agrupados na fóvea, uma depressão na retina com uma área de superfície de 1 mm no ponto focal central da retina. O campo de visão da fóvea é de 2° e, movendo-se perifericamente, os cones misturam-se com os bastonetes. Os cones têm uma ligação neuronal direta de um para um, o que explica a sua capacidade de transmitir informações precisas ao nervo ótico, resultando em imagens nítidas. Os bastonetes têm uma distribuição máxima a cerca de 20° da fóvea. O seu pigmento fotossensível (rodopsina) tem uma sensibilidade espetral relativa máxima a apenas um comprimento de onda de 510 nm (verde), o que resulta numa visão acromática. Os bastonetes não têm "linha direta" para o nervo ótico e os impulsos de um grupo de bastonetes convergem para um único neurónio. Uma vantagem desta disposição neural é que a visão com bastonetes é possível em condições de pouca luz, mas a desvantagem é que a imagem resultante é desfocada em comparação com a da visão com cones.

Em medicina dentária, a distribuição dos bastonetes e cones da retina é significativa durante a determinação da cor. O clínico deve concentrar-se ou olhar fixamente para o dente e para a tabela de cores para avaliar a tonalidade e o croma, o que ativa a visão do cone (cromática) dentro do local foveal de

2°. Para determinar o brilho (valor), o observador precisa de olhar para o lado, de modo a ativar a visão de bastonete localizada num raio de 20° do local foveal. Existem duas teorias principais para explicar a visão das cores.

A primeira é a **teoria tricromática de Young-Helmholtz**, que estipula que a retina tem três tipos de receptores, cada um deles sensível a uma das três cores primárias, o vermelho, o verde e o azul, e que se baseia nas misturas aditivas das cores, por exemplo, quando se misturam luzes vermelhas e verdes produz-se o amarelo. A maior parte do daltonismo dicromático consiste na incapacidade de distinguir os vermelhos e os verdes e afecta 1 em cada 50 pessoas, predominantemente homens, uma vez que o defeito está geneticamente ligado ao sexo. Nos dicromatas, no entanto, o amarelo (mistura de vermelho e verde) ainda é discernível, uma descoberta que está em conflito direto com a teoria de Young-Helmholtz. A limitação da teoria de Young Helmholtz é que ela só explica a receção da cor num único local (a retina), sendo denominada teoria de uma única fase.

A teoria do processo oponente de Hering propõe que a análise pós-retiniana da informação visual ocorre no caminho para o cérebro. Esta análise posterior inclui cores oponentes, vermelho-verde, azul-amarelo e branco-preto, por exemplo, alguns neurónios são "ligados" pelo amarelo, mas "desligados" pelo azul, o que significa que se uma cor for detectada num determinado local da retina, a cor oposta não pode ser detectada ao mesmo tempo, ou seja, não é possível detetar um azul-amarelado.

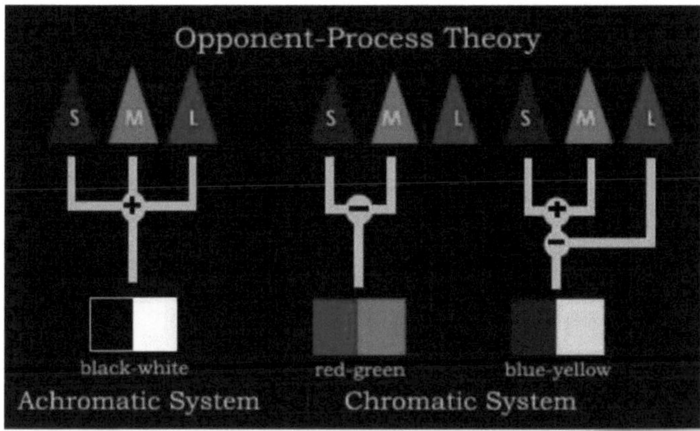

Fig-11 Teoria do processo do oponente

Em conjunto, as teorias de Young-Helmholtz e Hering oferecem uma melhor explicação da sensação de cor, denominada teoria de várias fases. A exploração da teoria do processo oponente em medicina dentária pode ser utilizada para resolver dentes severamente descolorados utilizando facetas laminadas de porcelana. Para criar uma aparência mais natural, as facetas podem ser fabricadas utilizando porcelanas com modificadores de uma cor complementar à descoloração do dente. Desta forma, o processamento pós-retiniano da informação neural irá contrariar a descoloração do dente pelas facetas de porcelana, por exemplo, um dente manchado de laranja exigiria um modificador de porcelana verde (embora não seja um verdadeiro complemento, serve a função estética pretendida na cerâmica).

Os cimentos de cimentação dentária também empregam a mesma teoria para melhorar a cor de uma restauração translúcida de cerâmica pura. No entanto, a seleção da cor deve ser sempre feita sob diferentes luzes para evitar o metamerismo (o fenómeno que ocorre quando a cor parece combinar numa condição de iluminação e não noutra).

Uma vez que a medicina dentária estética impõe várias exigências às capacidades artísticas do dentista e do técnico, o conhecimento dos princípios científicos subjacentes à cor é essencial. A investigação contínua sobre o sistema visual humano tem-nos dado uma maior compreensão sobre a forma como a discriminação da cor é afetada pelo ambiente e por outras características como a doença, os medicamentos e o envelhecimento.

Os fundamentos básicos da cor e da luz, o espetro de radiação e as características ópticas do objeto devem ser compreendidos antes de avaliar e selecionar a tonalidade de cor adequada para o restauro. Ao longo dos anos, foram feitas muitas variações do desenho básico e a versão mais comum é uma roda de 12 cores, sendo as cores primárias o vermelho, o amarelo e o azul. Três cores secundárias (verde, laranja e roxo) são criadas pela mistura de duas cores primárias. Seis cores terciárias são criadas pela mistura das cores primárias e secundárias.

O círculo cromático pode ser dividido em cores quentes e frias. As cores quentes são vivas e enérgicas e tendem a avançar no espaço. As cores frias dão uma impressão de calma e criam uma impressão relaxante. O branco, o preto e o cinzento são considerados neutros.

Sinopse do estímulo para a cor

Os três elementos que constituem o estímulo para a cor são o iluminante, o objeto e o detetor (olhos). Cada um deles forma uma curva espetral: o iluminante é representado por uma curva de distribuição de potência espetral, o objeto pela sua curva de reflectância (ou transmitância) espetral e o olho pela sua curva de resposta espetral. É o produto destas três curvas que forma o estímulo para a cor, que é finalmente interpretado pelo cérebro. A parte seguinte descreve como o aparelho cerebral interpreta e descodifica este graffiti cromático.

Perceção

O processo psicológico da visão reside no cérebro, envolvendo a descodificação de dados neurais provenientes dos olhos. A informação da retina chega ao córtex visual, situado no lobo occipital, através do nervo ótico, atravessando o tálamo. Durante o trajeto, a informação é continuamente processada até chegar aos centros superiores do cérebro, que compreendem os hemisférios cerebrais direito e esquerdo. O olho direito transmite a informação ao hemisfério esquerdo e vice-versa. O córtex visual é um dos principais locais responsáveis pelo processamento de dados visuais e faz parte do córtex cerebral. Três quartos do córtex cerebral são constituídos por áreas de associação que interpretam, integram e actuam sobre as informações provenientes dos órgãos sensoriais. O processamento da informação cerebral é um canal bidirecional: processamento de baixo para cima, dos sentidos para o cérebro, e processamento de cima para baixo, do cérebro para outras partes do corpo, para provocar uma resposta em reação a um input.

Os hemisférios cerebrais direito e esquerdo efectuam cálculos analíticos diferentes. Num indivíduo dextro, o hemisfério esquerdo é "dominante" e responsável pelas tarefas cognitivas. Embora o direito seja considerado o hemisfério "menor", possui uma superioridade perceptiva e visual espacial. Isto significa que, se uma imagem for mostrada ao hemisfério direito, é reconhecida mais rapidamente do que se for mostrada ao hemisfério esquerdo. Um feixe de tecido neural chamado corpo caloso, para além de uma ligação física entre os dois hemisférios, é também um importante canal de comunicação. Se este for cortado (por exemplo, numa cirurgia neural para

tratar a epilepsia), o cérebro vê um objeto, mas não o consegue reconhecer. Num indivíduo cujo corpo caloso foi cortado, a imagem é percepcionada como formas e cores sem qualquer significado. No entanto, numa pessoa com um corpo caloso intacto, o hemisfério esquerdo detecta formas e cores e transmite essa informação ao hemisfério direito, que concetualmente percebe a imagem como uma representação surrealista.
A imagem formada na retina pelo aparelho ocular é incompleta. De facto, a retina não vê o objeto tal como ele aparece, mas sim uma representação simbólica do mesmo, que se designa por representação implícita. Esta imagem é um esboço de 21/2 dimensões, mais de duas dimensões porque a orientação é transmitida, mas não tridimensional porque a profundidade não é explicitamente representada. O cérebro efectua cálculos complexos, utilizando experiências passadas (próprias ou referências atávicas), preconceitos, etc., para converter uma imagem numa representação explícita tridimensional. A mente não tem consciência deste aspeto computacional da consciência visual, mas reage ao seu resultado.

A partir do exposto, é evidente porque é que os indivíduos discernem uma determinada cor de forma diferente. Além disso, o cérebro percebe o mundo não como ele é, mas como a nossa mente quer que ele seja. Um clínico, durante a análise da cor do dente, é contaminado por experiências passadas, que podem não ser idênticas às do paciente ou do ceramista. Esses conflitos são inevitáveis, mas a consciência dos preconceitos e idiossincrasias previne desentendimentos e evita conflitos entre clínico/paciente/ceramista.

Determinação da cor dos dentes

As variáveis que afectam a determinação da cor dos dentes dividem-se, em termos gerais, em:

_ Físico

Fisiológico

Psicológico

_ Dental

Variáveis físicas

O Iluminador

Está bem estabelecido que a qualidade da iluminação afecta a perceção da cor, um fenómeno conhecido como reprodução de cor. Para se conseguir uma avaliação fiável e repetível da cor, a iluminação deve ser padronizada em termos de qualidade e quantidade. As qualidades de luz que mais favorecem a discriminação de cores são a luz do dia difusa das nuvens do meio-dia do Norte, que possui uma distribuição uniforme do poder espetral com uma temperatura de cor de 6500K, norma CIE
Iluminante C ou D65. A quantidade ou intensidade da luz deve ser de 1500 lux, o que equivale a quatro lâmpadas fluorescentes de 220 W a uma distância de 2 metros. Além disso, a fonte de luz não deve ser direcional, mas uniformemente difusa para evitar a reflexão especular. Muitos dispositivos patenteados satisfazem estes critérios e a sua utilização é obrigatória para contornar discrepâncias de tonalidade.

Metamerismo

O estímulo para a cor é um produto de curvas espectrais pertencentes ao iluminante (distribuição de potência espetral), ao objeto (reflectância ou transmitância espetral) e ao observador (resposta espetral). O metamerismo é um fenómeno que descreve a razão pela qual a cor de um par de objectos é percebida de forma diferente quando um fator é alterado, enquanto os outros dois permanecem constantes. Existem dois tipos de metamerismo: o metamerismo de objeto e o metamerismo de observador.O metamerismo de objeto é a comparação de um par de objectos que têm a mesma cor sob um determinado iluminante, mas quando o iluminante é alterado, as suas cores deixam de coincidir. Isto deve-se ao facto de os objectos terem curvas de reflectância espetral diferentes, mas se coincidirem para uma dada fonte, têm de partilhar as mesmas coordenadas de cor (por exemplo, valores tri-estímulo CIE). Para que dois objectos coincidam em qualquer condição de iluminação, ou seja, para que sejam um par invariante, as suas curvas de reflectância espetral devem ser idênticas. O significado do metamerismo de objectos é que, se uma restauração (coroa ou obturação) coincidir com os dentes circundantes ou adjacentes sob a luz de halogéneo, pode não coincidir quando vista à luz do dia.

Por conseguinte, é aconselhável realizar procedimentos dentários utilizando iluminação corrigida pela luz do dia para evitar o metamerismo. O metamerismo do observador, visual ou instrumental, ocorre quando o iluminante permanece constante mas o observador muda. Nos humanos, isto depende das diferentes sensibilidades fisiológicas de resposta espetral dos cones nos olhos. Em medicina dentária, esta situação manifesta-se quando uma restauração é percebida como sendo de uma cor correspondente tanto pelo doente como pelo médico, mas não pela família e amigos do doente. Para evitar este cenário, é desejável solicitar que os familiares ou amigos próximos acompanhem o doente durante a consulta de avaliação da cor.

O ambiente

O contexto em que um objeto é visto também influencia a sua cor percebida, por exemplo, um objeto com um ambiente brilhante parecerá mais baço. Além disso, de acordo com a teoria do processo adversário do processamento pós-retiniano da informação visual, olhar para um objeto vermelho aumenta a sensibilidade ocular ao verde.

O consultório dentário é um refúgio para uma multiplicidade de objectos coloridos, incluindo a decoração interior, o equipamento, a tez do doente, o vestuário e os adornos cosméticos, etc., com estímulos visuais contraditórios. Por conseguinte, pode ser necessário criar um microcosmo cromático com uma iluminação correcta e um fundo ideal, utilizando um cartão Munsell cinzento neutro N 7/0 e limitar a determinação da cor a esta área designada.

Variáveis fisiológicas

Com o avançar da idade, a lente do olho diminui a sua capacidade de mudar de forma (acomodar-se), diminuindo a capacidade de focagem. Além disso, as alterações das cataratas causam turvação e amarelecimento do cristalino. Estes processos degenerativos provocam aberrações esféricas e cromáticas, com "amarelecimento" da visão. Um operador afetado tende a fornecer restaurações mais amarelas, o que pode ser contrariado permitindo que os membros mais jovens do pessoal participem na avaliação da cor.

Se a visão não estiver concentrada na fóvea do olho, a localização da maioria dos cones, é denominada periférica, com uma capacidade diminuída de discernir cores. Se esta visão, dita indireta, estiver a mais de 40μm da fóvea, a cor total

ocorre a cegueira. Um operador que tenha dificuldade constante em fazer corresponder as cores é aconselhado a procurar uma consulta de ótica para verificar se sofre de visão indireta. O desvio de tonalidade é uma tolerância diferente para uma cor específica, um risco profissional que afecta os dentistas e os ceramistas. O resultado é uma maior tolerância ao amarelo e uma menor sensibilidade ao vermelho (uma cor raramente observada nos dentes naturais). Assim, tanto o dentista como o ceramista demonstram uma tendência para a cor vermelha. Se uma restauração tiver uma desadequação com uma tonalidade vermelha, é mais provável que seja rejeitada do que uma desadequação com uma tonalidade amarela. A relevância clínica da tendência para a tonalidade é que um protésico ou ceramista pode considerar uma restauração aceitável, mas esta pode ser rejeitada pelo doente por ser demasiado amarela.

Variáveis psicológicas

As variáveis psicológicas são as variáveis mais complexas e menos compreendidas da realização da cor. Antes de descrever os processos cerebrais específicos da cor, é necessário delinear as funções básicas de todos os órgãos sensoriais.

Deteção de estímulos

Para que um órgão dos sentidos detecte um estímulo, este deve ter uma magnitude mínima, denominada limiar absoluto, descrito pela teoria da deteção de sinais, que indica quando um sinal é detetável. O temperamento de um indivíduo influencia grandemente a deteção ou não de um sinal, influenciado pelas expectativas, experiência, motivações, fadiga, a tarefa em mãos, a hora do dia ou mesmo o exercício regular. Muitos desacordos inter e intra-operadores de uma determinada tonalidade são atribuídos a estas variáveis.

A discriminação de dois estímulos em simultâneo, por exemplo, a correspondência de um separador de cor com um dente natural, envolve um processo designado por limiar de diferença ou diferença apenas percetível (JND). Praticamente, é necessária uma diferença mínima para discernir dois estímulos diferentes. Esta é a distinção entre o que é uma correspondência de cor clinicamente aceitável e o que é uma correspondência de cor clinicamente *percetível*. A diferença mínima de cor percetível pelo olho humano varia entre ΔE* 0,3-0,5 (em que ΔE* é a diferença de cor definida pela CIE). No entanto, os limiares aceitáveis são muito mais elevados, com ΔE* 1,1-2,1, o que permite uma maior latitude se as restaurações não corresponderem absolutamente à dentição circundante, mas forem, no entanto, aceitáveis.

Adaptação

A adaptação sensorial é a diminuição da sensibilidade de um órgão dos sentidos a um estímulo perpétuo ou imutável. Por exemplo, não nos apercebemos da sensação de calçar sapatos ao longo do dia, libertando o cérebro para se concentrar noutros estímulos. Pode argumentar-se que, se olharmos fixamente para um objeto com toda a atenção, porque é que ele não desaparece? A razão para isso é que o tremor dos olhos e o pestanejar regular garantem que a imagem da retina está continuamente a mudar.

Outra forma de adaptação é o fenómeno da adaptação cromática ou constância da cor. Se um cartão branco for visto à luz do sol e depois à luz incandescente interior, é percepcionado como branco em ambas as condições de iluminação. Este é um dos processos cerebrais mais enigmáticos e confirma ainda mais o facto de que, em última análise, é o cérebro que "fabrica" a perceção da cor. A razão pela qual o cartão mantém o seu status quo cromático é que o cérebro "armazena" a cor do cartão na memória de curto prazo e, ao ver o cartão pela segunda vez (com uma fonte de luz de temperatura de cor diferente), recorda a sua memória inicial do cartão e assume automaticamente que é branco.

A técnica para ultrapassar este obstáculo com a avaliação da sombra é a seguinte

Para detetar um estímulo, a imagem deve ser visível durante um mínimo de 60-70 milissegundos. Abaixo deste limiar mínimo, é impossível para o cérebro interpretar uma imagem ou a sua cor. Uma exposição posterior, até um máximo de cinco segundos, é possível sem a influência da adaptação cromática. Este intervalo de tempo durante o qual as cores podem ser percepcionadas com precisão é designado por período de avaliação cromática (PAC). A determinação da cor deve, portanto, ser efectuada dentro do PAC. Concentrar-se num dente durante períodos prolongados, na esperança de obter mais informação cromática, é inútil e compromete a análise da cor.

A constância do brilho ou da luminosidade é semelhante à constância da cor (adaptação cromática), ou seja, o cérebro percebe o valor de um objeto em relação ao seu contexto (fundo). Um dente com o mesmo valor parece mais claro em frente a um fundo preto do que a um fundo branco. A relevância clínica da constância de brilho é o facto de um dente parecer mais claro com a cavidade oral mais escura como pano de fundo. Para contrariar esta ilusão, a determinação do valor deve ser efectuada com um fundo cinzento neutro.

3. Harmonias de cores

As combinações de cores consideradas agradáveis são designadas por harmonias de cores ou acordes de cores. São constituídas por duas ou mais cores com uma relação fixa no círculo cromático.

Estes são:

- Esquema de cores complementares (as cores que são opostas entre si no círculo cromático são consideradas cores complementares; por exemplo, vermelho e verde).
- Esquema de cores análogas (cores que estão próximas umas das outras na roda das cores).
- Esquema de cores triádico (três cores uniformemente espaçadas em torno da roda de cores).
- Esquema de cores tetrádico ou retangular (quatro cores dispostas em dois pares complementares).
- Esquema de cores complementares divididas. (Para além da cor base, utiliza duas cores adjacentes ao seu complemento).
- Esquema de cores quadrado (semelhante ao retângulo, mas com as quatro cores espaçadas uniformemente à volta do círculo de cores).

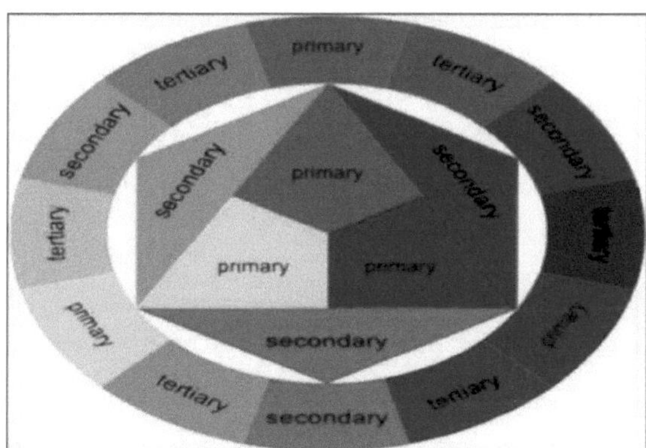

Fig-12 A roda das cores

Existem dois tipos de cor, ou seja, aditiva e subtractiva

Cor aditiva:

São as cores obtidas pela emissão de luz e estão associadas aos ecrãs de televisão e de computador. As cores primárias aditivas são o Vermelho, o

Azul e o Verde e as cores secundárias aditivas são o Ciano, o Amarelo e o Magenta. Quando as cores primárias aditivas se combinam produzem o Branco.

Cor subtractiva:

Estas são as cores associadas à luz reflectida e são utilizadas em pigmentos para fazer tintas, tintas de impressão, tecidos, etc. As cores subtractivas primárias são o vermelho, o amarelo e o azul e as cores subtractivas secundárias são o verde, o violeta e o laranja. Quando as cores primárias subtractivas são combinadas, produzem o preto.

As cores primárias aditivas são o vermelho, o verde e o azul (RGB). A combinação de uma destas cores primárias aditivas com quantidades iguais de outra resulta nas cores secundárias aditivas ciano, magenta e amarelo. A combinação das três cores primárias aditivas em quantidades iguais produz a cor branca. A combinação de cores aditivas cria cores mais claras. Por conseguinte, a adição das três cores primárias resulta numa cor tão "clara" que é realmente vista como branca.

Cores aditivas combinadas em partes iguais

Azul + verde = Ciano

Vermelho + azul = Magenta

Verde + vermelho = Amarelo

Vermelho + verde + azul = Branco

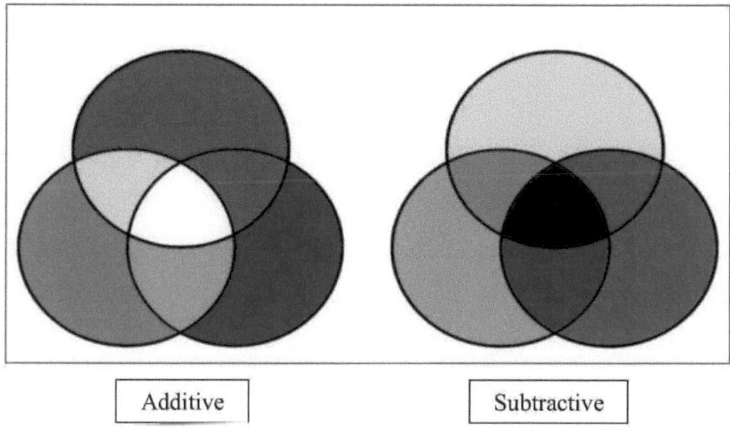

Fig-13 A cor aditiva e subtractiva

Natureza da cor

As ondas electromagnéticas estão em todo o lado e a luz é apenas uma pequena parte delas. A luz é constituída basicamente por fotões e move-se sobretudo como ondas. A luz que é vista pelo olho humano é designada por luz "visível" (380 nm a 780 nm). As ondas de rádio, micro-ondas, infravermelhos, ultravioleta (UV), raios X e raios gama não podem ser vistas pelo olho humano, pelo que são designadas por espetro "invisível".

O conjunto dos espectros visível e invisível constitui o espetro eletromagnético

A luz não é realmente branca; o branco que vemos é uma combinação de todas as cores do arco-íris - vermelho-laranja-amarelo-verde-azul-índigo-violeta. Quando se faz passar a luz branca através de um prisma de cristal, como foi feito por Sir Issac Newton em 1676, ela é dobrada e cada comprimento de onda muda de direção numa quantidade diferente, sendo vistas as cores individuais do espetro visível. Se toda a luz for reflectida, o objeto aparece branco. Se a luz for totalmente absorvida, o objeto parece ser preto.

A cor tem tudo a ver com a luz. Para que a cor seja vista, a luz é reflectida de um objeto e estimula os sensores neurais na retina do olho a enviar um sinal que é interpretado no córtex visual do cérebro. Os componentes reflectidos da luz branca incidente determinam a cor de um objeto. Os materiais transparentes permitem a passagem da luz com poucas alterações. Os materiais translúcidos dispersam, transmitem e absorvem a luz. Os materiais opacos reflectem e absorvem a luz, mas não a transmitem. A maior parte da cor encontrada no dente natural está estabelecida no interior do dente. A estrutura semi-translúcida do dente torna o procedimento de correspondência de cor mais complexo quando comparado com um objeto opaco. As características da superfície, tais como o brilho, a curvatura e a textura, afectam o grau de difusão da luz quando incide sobre um determinado objeto.

Luz

A luz é uma forma de radiação electromagnética que pode ser detectada pelo olho humano. A luz branca natural situa-se entre 380 e 770 nm ao longo do espetro eletromagnético, com um par de bandas componentes ao longo do espetro. As bandas componentes produzem seis sensações diferentes, ou seja, vermelho, laranja, amarelo, verde, azul e violeta. No entanto, existe um número infinito de gradações entre as bandas componentes com limites mal definidos. A cor de qualquer objeto depende do iluminante em que é visto. Se a luz incidente não contiver um determinado segmento de comprimento de onda, o objeto não o poderá refletir. A composição química de um corante absorve seletivamente uma parte do espetro visível mais do que outra.

Quando um determinado segmento de luz de comprimento de onda é refletido e entra no olho, produz-se a sensação de cor.

A descrição da cor de um objeto refere-se a uma sensação experimentada por um determinado observador. Em termos simples, a perceção da cor de um objeto refletor depende da combinação de três elementos, nomeadamente uma fonte de luz, um objeto e um observador, que estão relacionados: - Fonte de luz: ilumina o objeto - Objeto: reflete, absorve ou transmite a luz incidente para o observador - Observador: percebe a luz refletida.

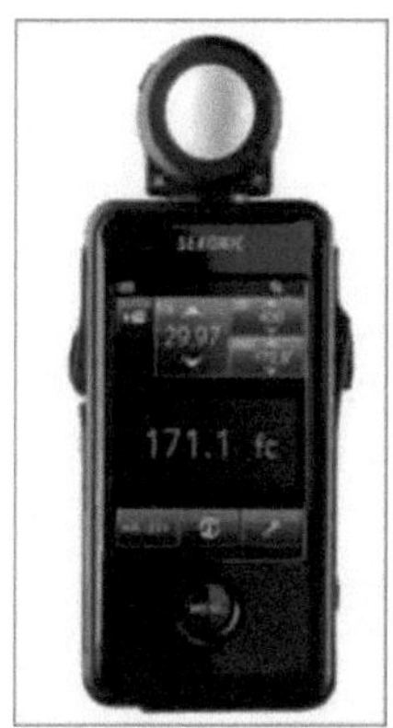

Fig-14 A intensidade ideal da luz pode ser medida com a ajuda de um medidor de luz

Diferentes factores que afectam a seleção da tonalidade

A seleção da cor em prótese dentária é influenciada por uma variedade de factores, cada um dos quais desempenha um papel crucial na obtenção de resultados precisos e esteticamente agradáveis. Estes factores podem ser amplamente categorizados em considerações fisiológicas, ambientais, relacionadas com o material e processuais.

Factores fisiológicos

1. **Variações naturais da cor dos dentes**:
   - **Genética**: As características herdadas influenciam a cor dos dentes, levando a variações de matiz, valor e croma entre indivíduos.
   - **Idade**: Os dentes escurecem naturalmente com a idade devido a alterações na estrutura da dentina e do esmalte, afectando a correspondência de cores para pacientes mais velhos.
   - **Dieta e estilo de vida**: O consumo de alimentos e bebidas pigmentadas (por exemplo, café, chá, vinho tinto) e hábitos como o tabagismo podem causar manchas extrínsecas, alterando a cor dos dentes.
2. **Anatomia da estrutura do dente**:
   - **Espessura do esmalte**: Um esmalte mais espesso tende a produzir dentes mais brilhantes e opacos, influenciando o aspeto final das restaurações.
   - **Características da Dentina**: A cor e a translucidez da dentina afectam a cor geral do dente, especialmente nos casos em que o esmalte é fino ou parcialmente translúcido.

Factores ambientais e de iluminação

1. **Condições de iluminação**:
   - **Luz natural vs. luz artificial**: Diferentes tipos de iluminação (por exemplo, luz do dia, fluorescente, LED) podem afetar significativamente a perceção da cor dos dentes.
   - **Temperatura da cor**: As fontes de luz com diferentes temperaturas de cor (por exemplo, luz quente vs. luz fria)

alteram a aparência dos dentes e das restaurações.

2. **Ambiente clínico**:
   - **Iluminação do campo operativo**: Uma iluminação adequada durante a tomada de sombra é crucial para uma avaliação exacta da cor.
   - **Cor de fundo**: A cor das superfícies circundantes pode criar ilusões ópticas e influenciar a perceção da cor do dente.

Factores relacionados com os materiais

1. **Material de restauração**:
   - **Opacidade e translucidez**: Diferentes materiais (por exemplo, cerâmicas, compósitos) têm diferentes níveis de opacidade e translucidez, afectando a forma como a luz interage e o aspeto final da sombra.
   - **Técnicas de coloração e glazeamento**: Técnicas como a coloração e o glazeamento permitem a personalização das restaurações para que correspondam às características naturais dos dentes.
2. **Estabilidade da cor**:
   - **Estabilidade da cor a longo prazo**: Os materiais devem ser seleccionados com base na sua capacidade de manter a estabilidade da cor ao longo do tempo, resistindo à descoloração e ao desgaste.

Os dentes são muitas vezes designados por "policromáticos" e têm a variação de tonalidade, valor e croma dentro dos dentes e dão profundidade e características tridimensionais. Ele afirmou que um número de factores relacionados na seleção de cores também deve ser entendido para alcançar um resultado bem-sucedido, incluindo (Winter 1990) translucidez, contorno, textura da superfície, brilho e fluorescência.

TRANSLUCÊNCIA

Geralmente, o aumento da translucidez de uma coroa diminui o seu valor porque menos luz retorna ao olho. Com o aumento da translucidez, a luz é capaz de passar pela superfície e é dispersa dentro da restauração. A translucidez do esmalte varia com o ângulo de incidência, a textura e o brilho da superfície, o comprimento de onda e o nível de desidratação.

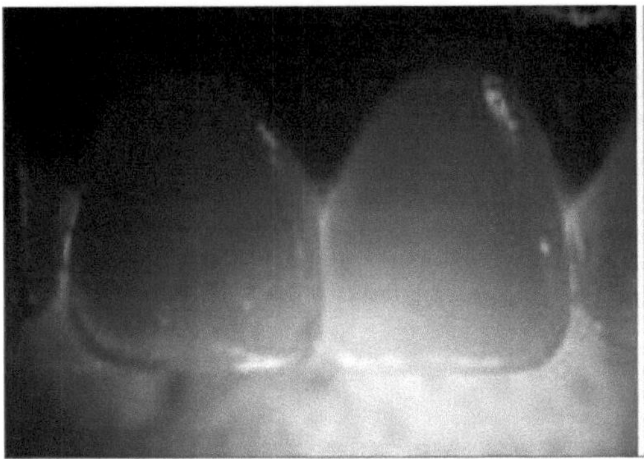

Fig-15 Translucidez de um dente

TEXTURA DA SUPERFÍCIE

Sulikowski et al. explicaram que a textura da superfície influencia a estética ao determinar a quantidade e a direção da luz reflectida pela superfície facial.

A textura deve ser concebida para simular o padrão de reflexão dos dentes naturais adjacentes. Os dentes jovens podem ter muita caraterização com pontilhados, cristas, estrias e lóbulos. Estas características podem ser desgastadas com a idade, deixando as superfícies mais suaves e altamente polidas.

FLUORESCÊNCIA

É a absorção de luz por um material e a emissão espontânea de luz num comprimento de onda mais longo. Os dentes vitais parecem mais brilhantes e vivos quando existe uma maior quantidade de material orgânico.
Estes pós são adicionados às coroas para aumentar a quantidade de luz devolvida ao observador e para diminuir o croma.

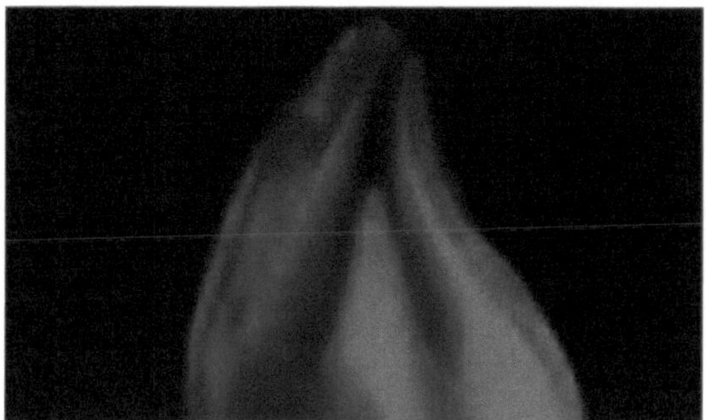

Fig-16 Fluorescência

OPALESCÊNCIA

Sunder e Amber et al definiram-no como um fenómeno em que um material parece ter uma cor quando a luz é reflectida a partir dele e outra cor quando a luz é transmitida através dele.

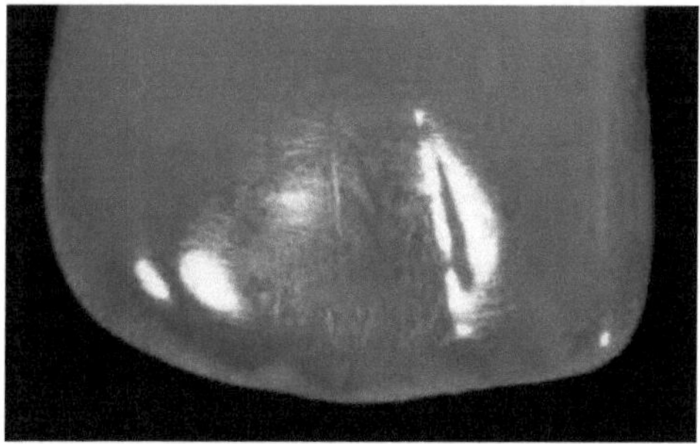

Fig-17 Opalescência

IMAGEM POSTERIOR E DISTORÇÃO VISUAL

Fondriest afirmou que as imagens posteriores são efeitos fisiológicos frequentes dos receptores de cones com função normal que causam alterações na perceção. Trata-se do efeito de propagação: quando a luz é retirada da retina, os receptores continuam por um curto período de tempo activos e enviam sinais para o cérebro.

BRUNESCÊNCIA

Pensler definiu-a como o acastanhamento natural da córnea que ocorre com a idade. Actua como um filtro e altera a aparência das cores. Assim, a idade do dentista também constitui um fator importante na determinação da cor.

APERCEPÇÃO

A aperceção é a forma como a mente interpreta o que o olho vê. As ilusões de ótica exemplificam o fenómeno da perceção e da aperceção. A seleção da cor é uma combinação de perceção e aperceção e, por isso, envolve um processo de pensamento. Ensinar os dentistas sobre este fenómeno poderia minimizar a influência deste fator na seleção da cor.

INTENSIDADE LUMINOSA

A intensidade das condições de luz também é importante. Se a quantidade de luz (medida em pés-velas ou lúmens por pé) for demasiado pequena, os pormenores mais finos são perdidos e o olho tem dificuldade em perceber a tonalidade. A luminosidade ideal para a combinação de cores dentárias é de 75 a 250 pés-velas. Para ter uma intensidade de 150 pés-velas no bloco operatório ao nível da cadeira do dentista, seriam necessárias dez a doze lâmpadas de 4 pés numa sala de 10×10 pés com tectos de 8 pés. Os painéis de difusão que cobrem as lâmpadas fluorescentes também são importantes porque filtram os comprimentos de onda. À medida que envelhecem, os painéis mudam os comprimentos de onda que absorvem. Os melhores difusores são aqueles que não filtram nenhum comprimento de onda do espetro, de preferência do tipo egg-crate.

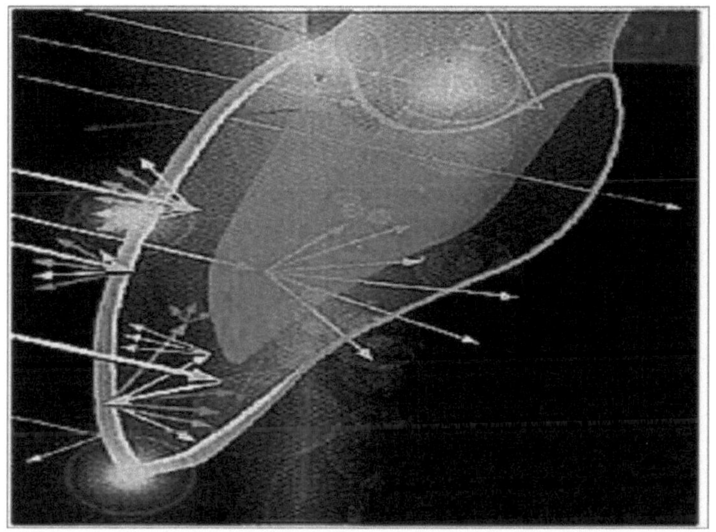

Fig-18 A aparência de um dente é a soma da luz reflectida, transmitida, fluorescente e opalescente.

Os vários factores que afectam a seleção de uma tonalidade adequada são os seguintes

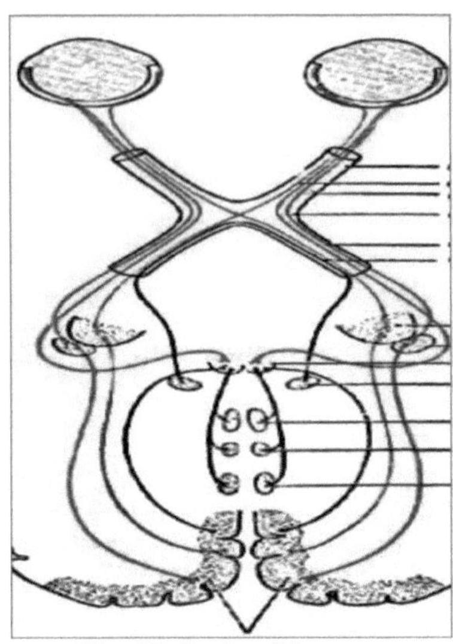

Fig-19 O visual humano

1. Perceção da cor

Quando a luz entra no olho através da córnea e do cristalino, a imagem é focada na retina. A quantidade de luz que entra no olho é controlada pela íris, que se dilata ou contrai consoante o nível de iluminação. Os bastonetes e os contras da retina podem ajustar a variação da intensidade da luz. A área à volta da fóvea central tem uma mistura de sensores responsáveis pelas diferenças na discriminação das cores entre observadores com visão cromática normal.

A exatidão da perceção das cores depende da área do campo retiniano estimulada pela luz. Em caso de iluminação intensa, a pupila estreita-se e quando a luz é fraca, a pupila alarga-se. Como regulador do diâmetro da pupila, a intensidade da luz é um fator crítico na perceção da cor e na correspondência de tonalidades. As três características importantes que reflectem a correspondência de cores são o contraste sucessivo, o contraste simultâneo e a constância da cor.

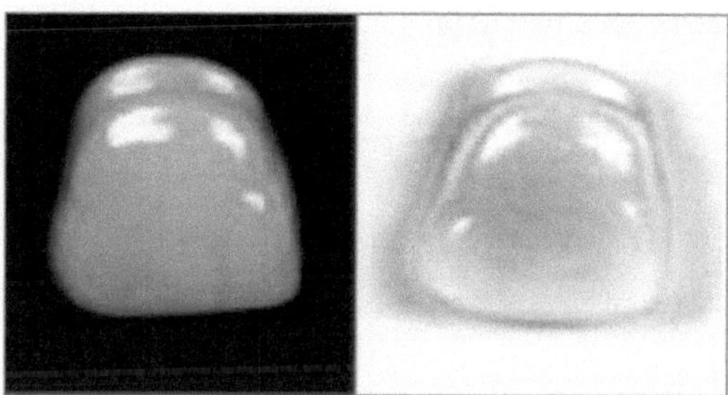

Fig-20 Contraste

O contraste sucessivo é o efeito de projeção negativa que ocorre depois de se olhar fixamente para um objeto colorido. O contraste simultâneo é uma mudança instantânea na sensibilidade cromática, caracterizada por uma mudança na aparência devido às cores circundantes. A constância da cor ocorre porque percebemos certos objectos como sendo de cores diferentes e o objeto parece ser da mesma cor, mesmo que a luz recebida pelo olho varie. Uma resposta neural está envolvida na visão de cores e a estimulação constante por uma única cor pode resultar em fadiga de cor e diminuição da resposta do olho. A nossa capacidade de perceber a cor e a acuidade visual também é afetada pelo envelhecimento, doenças crónicas, glaucoma e medicamentos como contraceptivos orais, ibuprofeno, medicamentos antiepilépticos, aspirina e antibióticos e lidocaína, etc.

2. Perceção da cor

Os olhos não conseguem ver sozinhos. Os nossos olhos e o nosso cérebro têm de trabalhar em conjunto para perceber a luz e a cor. A luz atravessa a pupila e incide sobre os bastonetes e cones da retina, onde provoca uma reação química. O nervo ótico liga os olhos ao cérebro. O nervo ótico liga os olhos ao cérebro, compreende a reação química e transmite uma mensagem ao cérebro, onde se dá a perceção da cor.

3. Olhos

O processo inicial ocorre na retina do olho, que contém milhões de células, chamadas fotorreceptores, sensíveis à luz. Existem dois tipos de fotorreceptores, alguns com a forma de bastonetes e outros com a forma de cones. Estes fotorreceptores transformam a luz em impulsos nervosos e transmitem-nos ao córtex do cérebro através do nervo ótico. 120 milhões de bastonetes nos bordos exteriores da retina ajudam os olhos a ajustarem-se quando se entra numa sala escura, são bons para detetar movimentos e para ver em níveis de luz baixos. Em níveis de luz baixos, os bastonetes do olho humano são mais dominantes do que os cones e a perceção das cores perde-se. À medida que a luminosidade se torna mais intensa, a cor parece mudar (EFEITO BEZOLD-BRUCKE). Existem 6 milhões de CONES em cada globo ocular que são sensíveis à cor. Existem três tipos de células cone, cada uma sensível ao comprimento de onda longo, médio ou curto da luz (cor vermelha, azul e verde, respetivamente).

4. daltonismo

O daltonismo é a incapacidade de distinguir as diferenças entre determinadas cores. Esta condição resulta de uma ausência de pigmento sensível à cor nas células cone da retina. Os seres humanos nascem daltónicos porque os cones só começam a funcionar quando o bebé tem cerca de quatro meses de idade. Um em cada vinte homens sofre de alguma forma de daltonismo, mas apenas uma em cada várias centenas de mulheres é daltónica. O daltonismo é geralmente herdado (um defeito genético).

5. Efeito do meio envolvente

A perceção das cores é afetada pelo reflexo ou interferência das cores circundantes. Os efeitos da roupa e da maquilhagem, especialmente do batom, devem ser neutralizados. Deve-se olhar fixamente para um dente durante menos de 5 segundos, porque os nossos olhos se acomodam às cores vermelha e amarela. A imagem residual que ocorre quando se olha continuamente para um objeto de uma cor pode ser minimizada olhando para um objeto azul entre a avaliação de separadores de tons diferentes. No entanto, os fundos azuis não são apropriados porque também causam imagens posteriores e podem influenciar a perceção da pessoa para a sua cor complementar "laranja". Os olhos devem ter uma pausa com um fundo cinzento neutro, como um escudo Pensler (Kulzer), que foi concebido para eliminar o brilho da cor de fundo.

6. Qualidade da luz

A qualidade da fonte de luz é o fator mais influente na determinação da cor dos dentes. A fonte de luz ideal é a luz natural do dia que ocorre por volta do meio-dia para uma comparação exacta da cor. A hora do dia, o mês e as condições climatéricas afectam a cor da luz solar. Se a fonte de luz mudar, então a luz reflectida por um objeto também muda e, nesse caso, é percebida uma cor diferente. A ausência de condições ideais levou à utilização de iluminação artificial para a correspondência de cores. A fonte de luz que se aproxima da luz natural padrão é ideal para a correspondência de cores. A temperatura da cor, as curvas de reflectância espetral e o Índice de Reprodução de Cor (IRC) são todos utilizados para medir a capacidade de reproduzir a luz natural padrão (recomenda-se um IRC superior a 90 para a correspondência de cores). As luzes fluorescentes brancas frias normais são altas no espetro verde-amarelo. Também estão disponíveis lâmpadas fluorescentes com correção de cor, que reproduzem a cor com maior precisão.

Os díodos emissores de luz de espetro total (LED) estão agora a substituir as lâmpadas incandescentes. Um novo dispositivo que elimina a variabilidade das diferentes fontes de luz, "The Optilume Trueshade", utiliza LEDs de espetro total e apresenta um espetro de cores semelhante à luz do meio-dia. As lentes de difusão sobre os LEDs misturam as três cores (RGB) da luz emitida pelos díodos de cor individuais para criar uma luz do dia óptima e difusa. Uma caraterística única do Optilume Trueshade é a capacidade de reduzir a intensidade da fonte de luz, mantendo a temperatura da cor. Uma luz de menor intensidade permite uma melhor perceção dos detalhes da superfície, como a topografia, as cristas e as estrias do esmalte.

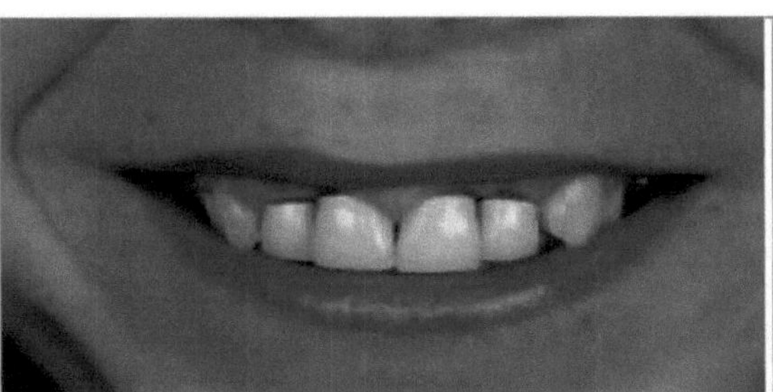

Fig-21 A iluminação incandescente torna uma

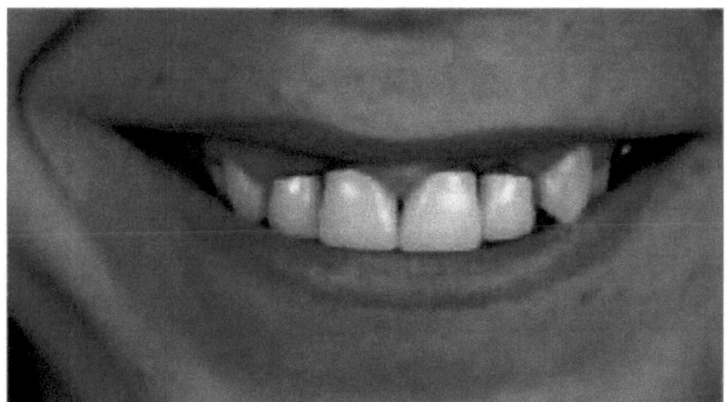

Fig- 22 A mesma imagem, mas visualizada por uma luz com uma temperatura de cor de 5600 K (luz do dia simulada), produzindo uma reprodução de cores mais realista.

7. Propriedades ópticas

Para além da tonalidade, do croma e do valor, estão também incluídas propriedades ópticas mais subtis, como a translucidez, a opacidade, a opalescência, o brilho da superfície, a textura da superfície e a fluorescência. Estas propriedades ópticas secundárias contribuem para o aspeto natural do restauro. A translucidez e a opacidade têm sido consideradas como as mais importantes destas propriedades secundárias, uma vez que são uma indicação da qualidade e quantidade de reflexão da luz. As resinas compostas de alto valor são mais translúcidas do que as de baixo valor e a translucidez da restauração diminui à medida que a espessura do espécime aumenta.

A opalescência é a capacidade de um material translúcido parecer azul na luz reflectida e vermelho-alaranjado na luz transmitida. Esta caraterística é observada principalmente no esmalte. A fluorescência é uma propriedade física importante dos dentes naturais (mais especificamente da dentina), porque emitem luz azul visível quando expostos à luz ultravioleta. O brilho da superfície afecta a aparência e a vitalidade dos dentes. Tem sido descrito como a propriedade ótica que produz uma aparência lustrosa. A textura da superfície influencia a estética, determinando a quantidade e a direção da luz reflectida na superfície facial. Os dentes jovens podem ter muitas características com pontilhados, cristas, estrias e lóbulos.

a) **Translucidez**

Os dentes humanos são caracterizados por diferentes graus de translucidez, que podem ser definidos como o gradiente entre transparente e opaco. Geralmente, o aumento da translucidez de uma coroa diminui o seu valor porque menos luz retorna ao olho. Com o aumento da translucidez, a luz é capaz de passar pela superfície e é dispersa dentro da restauração. A translucidez do esmalte varia com o ângulo de incidência, a textura e o brilho da superfície, o comprimento de onda e o nível de desidratação.

b) **Fluorescência**

A fluorescência é a absorção de luz por um material e a emissão espontânea de luz num comprimento de onda mais longo. Num dente natural, ocorre principalmente na dentina devido à maior quantidade de material orgânico. A luz ambiente próxima de UV é absorvida e fluoresce de volta como luz principalmente na extremidade azul do espetro; no entanto, ocorre em todos os comprimentos de onda. Quanto mais a dentina fluoresce, mais baixo é o croma. Os pós fluorescentes são adicionados às coroas para aumentar a quantidade de luz devolvida ao observador, bloquear as descolorações e diminuir o croma. Isto é especialmente benéfico em tons de alto valor, uma vez que pode aumentar o valor sem afetar negativamente a translucidez quando colocado dentro das camadas de porcelana da dentina

c) **Opalescência**

A opalescência é o fenómeno em que um material parece ser de uma cor quando a luz é reflectida por ele e de outra cor quando a luz é transmitida através dele. Uma opala natural é um dissilicato aquoso que decompõe a luz transiluminada no seu espetro de componentes por refração. Os comprimentos de onda mais curtos refractam mais e requerem um ângulo crítico mais elevado para escapar a um material opticamente denso do que os vermelhos e amarelos. Os cristais de hidroxiapatite do esmalte também actuam como prismas. Os comprimentos de onda da luz têm diferentes graus de translucidez através dos dentes e dos materiais dentários. Quando iluminados, as opalas e o esmalte transiluminam os vermelhos e dispersam os azuis dentro do seu corpo, pelo que o esmalte parece azulado, apesar de ser incolor. Os efeitos opalescentes do esmalte iluminam o dente e dão-lhe profundidade ótica e vitalidade.

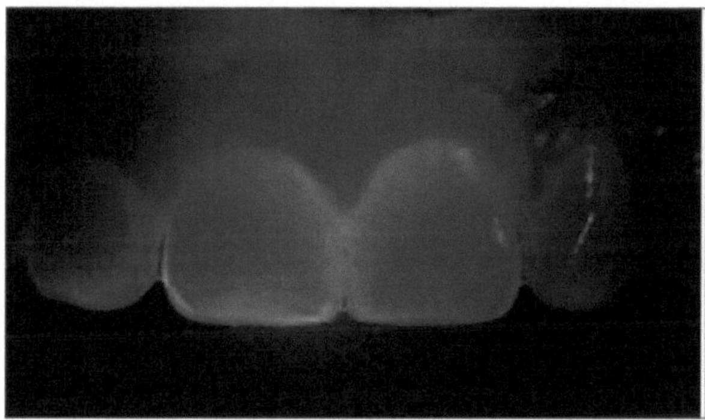

Fig-23 Opalascência com luz transmitida

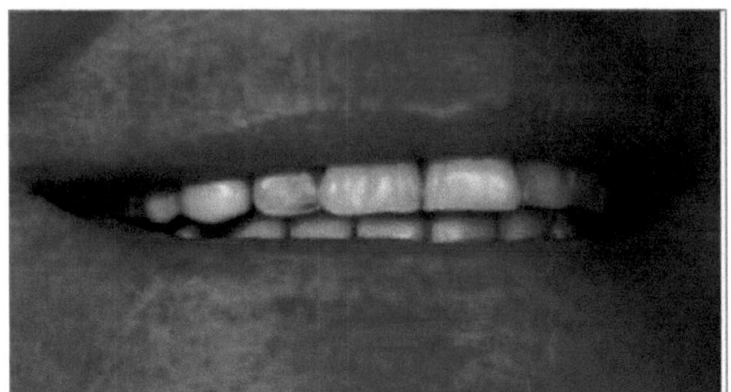

Fig-24 Opalascência com luz reflectida

8. Metamerismo

Duas cores que parecem combinar numa determinada condição de iluminação, mas que têm uma reflectância espetral diferente, são chamadas metâmeros e o fenómeno é conhecido como metamerismo. O problema do metamerismo pode ser evitado seleccionando uma tonalidade e confirmando-a sob diferentes condições de iluminação, como a luz natural do dia e a luz fluorescente.

9. MEDIÇÃO DA COR

A determinação da cor em medicina dentária pode ser dividida em duas categorias:

- Visual
- Instrumental

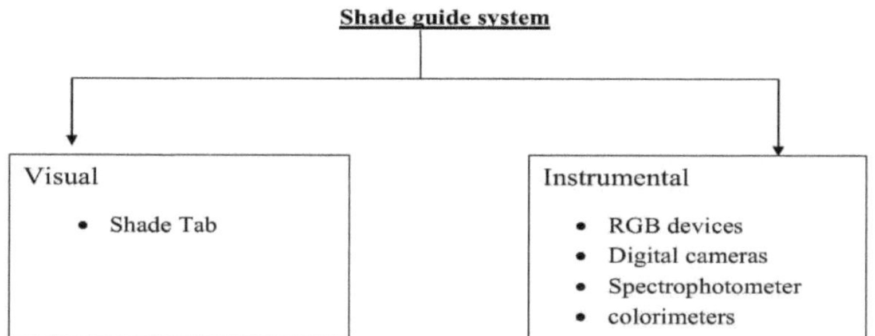

As guias de cores dentárias são ferramentas de correspondência de cores utilizadas mais frequentemente pelos clínicos na prática quotidiana. Embora os grupos de separadores da maioria dos guias de cor pareçam estar bem organizados, a disposição geral dos separadores de alguns guias de cor parece ilógica porque contêm separadores claros e escuros em cada um dos grupos. O facto de a disposição dos separadores poder influenciar os resultados da correspondência de cores aumenta a importância desta questão. Por uma questão de consistência, os separadores podem ser reorganizados de acordo com o aumento da diferença de cor relacionada com o separador que aparece mais claro (não necessariamente o separador com a luminosidade mais elevada, L*). A divisão em grupos das guias de tonalidade é necessária para reduzir o número de separadores potencialmente adequados o mais rapidamente possível. É mais fácil trabalhar com menos guias, porque o pigmento de visão esgota-se em segundos (também se regenera rapidamente). Para conseguir uma divisão de grupo consistente, a diferença total de cor (E*) entre a guia mais clara e a mais escura deve ser dividida em vários segmentos iguais.

A eficácia desta disposição dos separadores foi demonstrada em laboratório e em condições clínicas simuladas (as pequenas discrepâncias registadas por diferentes dispositivos de medição da cor apenas confirmam a eficácia).

Os guias de cor mais populares incluem o guia de cor Vita Classical, o sistema de guia de cor Vita 3D Master e o sistema de guia de cor Chromascop. A disposição dos separadores de cor no Vita Classical é por tonalidade, enquanto nos guias Chromascop, os separadores estão dispostos em cinco valores claramente discerníveis
níveis. O VITAPAN, introduzido em 1956, o atual padrão de ouro da Associação Dentária Americana para a monitorização do branqueamento dentário, é suposto corresponder a uma luminosidade decrescente (da esquerda para a direita). Um guia de cores muito popular em que os separadores de tonalidades semelhantes são agrupados em grupos de letras A (vermelho-amarelo), B (amarelo), C (cinzento), D (vermelho-amarelo-cinzento), e o croma é designado pelos valores numéricos (por exemplo, A1).

Miller demonstrou que a escala de cores clássica era demasiado baixa em croma e demasiado alta em valor quando comparada com amostras de dentes naturais extraídos. A "escala de valores" é imprecisa em termos de valores L* decrescentes, apresentando redundância e diferenças de luminosidade desiguais entre separadores vizinhos, o que, em certa medida, compromete os resultados dos estudos clínicos realizados até à data. O sistema Vitapan 3D master shade guide, introduzido em 1998, reflecte uma cobertura sistemática e equidistante do espetro de cores dos dentes naturais. O desenho apresenta a seleção dos níveis de valor, seguida do croma e da determinação da tonalidade.

Bayindir et al afirmaram que o sistema de guia de cor Vitapan 3D master resulta em menores erros de cobertura do que os sistemas de guia de cor Vita lumin ou Chromascop.

Ahn et al concluíram que a distribuição de cores da escala de cores mestre Vitapan 3D era mais ordenada do que as distribuições de cores de outras escalas de cores tradicionais. No entanto, o intervalo nos parâmetros de cor entre separadores adjacentes não era uniforme.

De acordo com a literatura, o novo Vita Bleached guide 3D master shade guide (Vident), concebido principalmente para a monitorização do branqueamento dentário, tem vantagens significativas em relação ao Vitapan Classical: a disposição dos separadores corresponde à constatação visual, inclui tons claros extra, a gama de cores é quase duplicada, a distribuição de cores é mais uniforme e as etapas cromáticas são consistentes.

Um sistema popular para a determinação visual da cor é o sistema de cores Munsell, cujos parâmetros são representados em três dimensões. O valor (luminosidade) é determinado em primeiro lugar pela seleção de um separador que mais se aproxima da luminosidade ou escuridão da cor. O valor varia do branco (10/) ao preto (0/). O croma é determinado a seguir com separadores que estão próximos do valor medido mas que têm uma saturação de cor crescente. O croma varia de acromático ou cinzento (/0) a uma cor altamente saturada (/18). A tonalidade é determinada em último lugar, combinando com os separadores de cor do "valor" e "croma" já determinados. A tonalidade é medida numa escala de 2,5 a 10 em incrementos de 2,5 para cada uma das 10 famílias de cores (vermelho, R; amarelo-vermelho, YR; amarelo, Y; verde-amarelo, GY; verde, G; azul-verde, BG; azul, B; roxo-azul, PB; roxo, P; vermelho-púrpura, RP).

A determinação visual da cor do dente de um paciente é o método mais frequentemente aplicado na medicina dentária clínica. No entanto, a determinação visual da seleção da cor tem sido considerada pouco fiável e inconsistente. A avaliação visual da cor depende das respostas fisiológicas e psicológicas do observador à estimulação da energia radiante. As inconsistências podem resultar de factores não controlados, como a fadiga, o envelhecimento, as emoções, as condições de iluminação, a exposição ocular anterior, a posição do objeto e do iluminante e o metamerismo.

Paravina (2002) avaliou um aparelho de correção visual da tonalidade recentemente desenvolvido, o Shademat Visual+ (SV+). O aparelho SV+ permitiu obter melhores resultados de correspondência de sombras do que a luz do dia. A temperatura de cor correlacionada da luz do dia variou de 4.500 a 6.800 K, enquanto a intensidade da luz variou de 140 a 1.000 lux. Nos ensaios SV+, estes valores eram constantes no local de medição: Há necessidade de um meio mais científico e consistente para a correspondência de cores em dentisteria restauradora.

(B) Técnica Instrumental

As ferramentas visuais convencionais utilizadas para determinar a cor são altamente susceptíveis a várias ilusões ópticas e efeitos de contraste. Em 2001, **Chu e Tarnow** utilizaram um caso clínico para descrever as deficiências subjectivas do processo convencional de seleção da cor e compararam o método com a informação assistida por computador. Devido aos erros na utilização de guias de cor comerciais, são utilizados muitos dispositivos e máquinas-ferramentas diferentes para tornar a avaliação da cor mais simples, rápida, precisa e perfeita. A estrutura semi-translúcida, o tamanho pequeno e a superfície irregular dos dentes contribuem para a complexidade deste procedimento.

Vários estudos clínicos confirmaram que a análise da sombra assistida por computador é mais exacta e mais consistente em comparação com a avaliação humana da sombra. As vantagens são a ausência de influência do ambiente ou da iluminação e o facto de os resultados serem reprodutíveis.

Bergon et al. fizeram experiências com espectrofotómetros e computadores. Yamamoto foi fundamental no desenvolvimento do medidor de croma ocular Shofu. No final da década de 1990, foi criada em Montreal uma empresa chamada Cortex Machina, a primeira a iniciar um sistema de guias de tonalidade baseado em tecnologia.

O primeiro sistema de análise de medição foi o sistema Spectroshade da MHT Optic Research em 2001, seguido pelo sistema de visão Shade (colorímetro) da X- rite em 2002. Neste sistema, o espaço de cor é constituído por três coordenadas: O L* refere-se à coordenada de luminosidade e o seu valor varia entre 0, para um preto perfeito, e 100, para um branco perfeito. A* e b* são as coordenadas de cromaticidade no eixo vermelho-verde e no eixo amarelo-azul, respetivamente. Os valores positivos de a* reflectem a gama de cores vermelhas e os valores negativos indicam a gama de cores verdes. Do mesmo modo, os valores positivos de b* indicam a gama de cores amarelas, enquanto os valores negativos indicam a gama de cores azuis. As diferenças nas coordenadas de luminosidade e cromaticidade (ΔL*, Δa*, Δb*) resultantes da exposição à luz UV são determinadas em primeiro lugar, e a alteração total da cor (ΔE*ab) pode ser calculada utilizando a relação ΔE*ab = (ΔL*2 + Δa*2 + Δb*2)V2.

Método correto de seleção da sombra

Há certos princípios que devem ser seguidos durante a seleção da sombra.

Estas são as seguintes:

- Certifique-se de que os dentes estão limpos e sem manchas antes de tentar selecionar a cor.
- Os dentes a serem combinados devem estar limpos. Limpar sempre o dente utilizando pasta profiláctica antes da seleção da cor.
- A comparação da tonalidade deve ser efectuada no início da visita do doente.
- O doente deve ser observado ao nível dos olhos para que seja utilizada a parte mais sensível às cores da retina.
- A seleção da sombra deve ser concluída antes da preparação, uma vez que os dentes podem ficar desidratados e resultar em valores mais elevados.
- As sombras devem ser feitas quando a equipa dentária não está cansada, como no final do dia.
- A comparação das cores deve ser efectuada em diferentes condições de iluminação. Normalmente, o doente é levado para uma janela e a cor é confirmada à luz natural do dia após a seleção inicial sob luz incandescente e fluorescente.
- Certifique-se de que o ambiente da cirurgia é de cor neutra, para que não haja projeção de cor nos dentes.
- Remover o batom pedir aos doentes para não usarem roupas berrantes ou quaisquer objectos que possam distrair a atenção dos dentes. Remover cores brilhantes do campo de trabalho. Se o doente

estiver a usar vestuário brilhante, é prudente cobri-lo com um babete de cor neutra (cinzento). Qualquer batom de cor escura deve ser removido porque pode afetar a correspondência de cores.

- A comparação de tonalidades deve ser sempre feita entre as 10 e as 14 horas, porque a esta hora a temperatura da cor é de cerca de 5500 K e depois sob luz de cor corrigida para garantir a exatidão da correspondência
- A comparação da cor deve ser feita rapidamente com as amostras de cor colocadas sob o lábio diretamente ao lado do dente a ser comparado.
- O olho deve descansar focando uma superfície cinzenta e azul imediatamente antes de uma comparação, uma vez que isto equilibra todos os sensores de cor da retina e re-sensibiliza o olho para a cor amarela do dente.
- É importante não visualizar a comparação de cores durante mais de 7 segundos para evitar a fadiga ocular. O médico deve estar a uma distância de 28-33 cm do doente durante a seleção da cor. O doente deve estar numa posição vertical a um nível semelhante ao do operador e a guia de cores deve estar à distância de um braço. Isto assegura que será utilizada a parte da retina mais sensível à cor.
- As observações devem ser efectuadas rapidamente (5 segundos) para não cansar os cones do olho. Se o tempo for superior a este, o olho não consegue discriminar e os cones ficam sensibilizados para complementar a cor observada.
- Determinar sempre a cor quando os dentes estão mais hidratados, porque a desidratação do esmalte reduz a sua translucidez em 82%, induzindo o clínico em erro.
- Durante a comparação da cor, colocar sempre as pastilhas de cor

acima ou abaixo do dente a comparar, nunca colocar a pastilha de cor adjacente ao dente para evitar o efeito binocular.

- O valor é sempre analisado em primeiro lugar, seguido do croma e depois da tonalidade.
- A seleção da cor não deve ser feita imediatamente após o branqueamento, o paciente deve ser chamado após 2-3 semanas para comparação da cor.
- Durante a seleção da cor, os dentes devem ser sempre divididos em 3 regiões. Área gengival (permite uma determinação exacta do croma dentinário), área do corpo e área incisal (o esmalte é mais espesso aqui e varia de translúcido a transparente).
- A fadiga azul pode acentuar a sensibilidade ao amarelo, pelo que os dentistas podem olhar para um objeto azul, um babete, etc., enquanto descansam os olhos.
- Utilizar uma iluminação com correção de cor, que deve ser de natureza difusa.
- Escolha a cor de base no meio do dente - utilizando a técnica 3DMaster do Sistema Vita de valor, croma e depois matiz. Utilizar um cartão azul para evitar a adaptação cromática.
- Ver os separadores com os olhos semicerrados pode diminuir a capacidade de discriminar a cor, mas aumenta a capacidade de fazer corresponder o valor. Observe as outras partes dos dentes, dividindo-os em 9 secções, da apical à incisal e da mesial à distal.
- Os pescoços dos separadores de cor podem frequentemente ser removidos, uma vez que contêm uma grande quantidade de corantes que podem introduzir erros.
- Examinar o dente quanto à translucidez e quaisquer caracterizações, por exemplo, linha de craze, hipocalcificação, etc.

- Criar um mapa de sombras/cromático - dividido em diferentes secções para garantir a colocação correcta de diferentes efeitos, caracterizações e sombras.
- Fotografar os dentes e as abas utilizando diferentes condições de iluminação para minimizar o metamerismo, por exemplo, flash (5500K) e luz natural (6500K).
- Fotografar os dentes numa proporção de 1:1 para caracterizações detalhadas. Enviar imagens digitalizadas e mapa de cores para o ceramista.

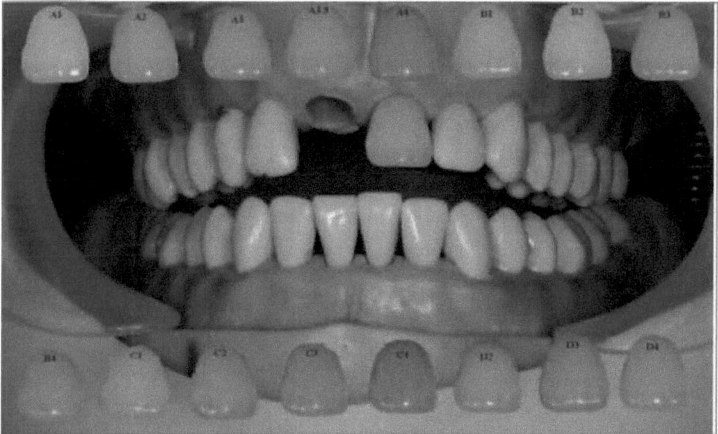

Fig-25 Método convencional de correspondência de sombras

A utilização de fotografia para renderização de sombras

Ser capaz de comunicar as suas ideias a outra pessoa é uma arte. Comunicar exatamente o que se vê a outra pessoa é um milagre. Muitos métodos foram descritos na literatura para facilitar a transferência de informações sobre a cor para o laboratório. É difícil descrever com exatidão esquemas de cor complexos, multicamadas, multitexturizados e tridimensionais de opacidades variáveis com um sistema de guia de cor bidimensional. Além disso, 9,3% dos dentistas do sexo masculino têm um defeito de visão cromática e a maioria destes não recebe ajuda de alguém com formação em ciência da cor para fazer a correspondência. A melhor forma de comunicar com um laboratório é através de diapositivos de 35 mm com cores exactas.

- Utilize uma película de qualidade profissional com correção de cor (por exemplo, Kodak EPN-100, E100-S ou EPP) e recorra a um bom laboratório fotográfico para a revelar.
- Uma fotografia clínica precisa pode documentar numerosos pormenores que passariam despercebidos aos olhos.
- Utilize um flash com correção de cor.
- Utilize tantos separadores quantas as cores que vê no dente. Se vir mais do que uma família de cores num dente/arco, fotografe todos os separadores que parecem corresponder. Sugira proporções ao laboratório na receita.
- Tente manter as abas à mesma distância dos dentes em relação à câmara; se as aproximar, parecerão mais brilhantes.
- As abas devem estar à mesma distância que o dente da lente da câmara.
- Utilizando flashes de duas pontas, tirar fotografias perpendiculares à superfície vestibular do dente para verificar a textura da superfície.
- Os dentes devem estar secos quando se avalia o valor, a translucidez e a geografia da superfície.
- Os dentes podem ser humedecidos para avaliação da tonalidade e do croma para limitar a influência da morfologia da superfície.
- A saliva deve ser removida para permitir a observação sem restrições da superfície do dente, da sua textura e do seu grau de brilho.
- A geografia da superfície e as imagens de valor devem ser tiradas a 90 graus da superfície.

- Fotos vectoriais.
- Tire fotografias num ângulo de 65-70 graus, olhando para baixo, com a borda incisal afastada, para obter o croma e a tonalidade. Os reflexos produzidos a 90 graus reduzem a sua capacidade de reprodução de cores. Um flash de anel rodeia a lente da câmara e aumenta a quantidade de reflexo em quase todos os ângulos. Note-se que, se as fotografias forem tiradas abaixo do bordo incisal, o flash iluminará a parte de trás da boca, dificultando a avaliação da tonalidade, do croma e da translucidez. A luz vermelha reflectida voltará a entrar no dente e juntar-se-á à luz que regressa do dente para os olhos.
- Um cartão cinzento refletor a 18% é um fundo útil para selecionar a tonalidade e o croma.
- É mais fácil identificar as áreas translúcidas de um dente colocando um fundo preto atrás dos incisivos. Um fundo preto impedirá que qualquer luz reflectida do interior da boca volte a entrar no esmalte, o que diminuiria o impacto visual do azulado nas áreas translúcidas.
- A utilização do fundo preto não será útil na seleção de matizes e cromas, uma vez que aumenta o brilho.
- Devido à influência confusa da tonalidade e do croma nos separadores de sombras, o valor pode ser mais facilmente avaliado através da utilização de película a preto e branco.
- Ajuste os F-stops da câmara. Se fechar a objetiva, aumenta o contraste e ajuda a ver melhor as estruturas internas. Uma luz mais baixa ajuda a identificar a coloração nas diferentes camadas do dente e a ver melhor as áreas translúcidas.
- Não se esqueça de tirar fotografias incisais ou oclusais. Quanto mais velho for o doente, maior será o croma destas áreas.
- Tire também fotografias com os separadores de porcelana dos ombros.

Embora a imagem dos dentes nos meios de comunicação social tenha um gradiente de croma limitado na gengiva, se quiser que o seu centro único desapareça, precisa desta informação.

- Um tubo de extensão permite uma maior ampliação das caracterizações.
- Tirar fotografias à escala 1:1. O técnico pode então utilizar paquímetros para medir exatamente onde colocar as caracterizações.
- Distinguir a fonte de valor pode ser por vezes um desafio. A utilização de um filtro de luz polarizada anulará a luz reflectida, tornando mais fácil determinar se o brilho é devido a um croma baixo ou à refletividade da superfície.
- Se for utilizada uma restauração totalmente em cerâmica, fotografe os dentes preparados. Mantenha os dentes húmidos para estas fotografias.
- Se a coroa não coincidir, voltar a fotografar com a coroa não coincidente na boca

Dagg et al. investigaram alguns dos factores dos quais depende a obtenção exacta da sombra. Foram investigados quatro factores principais, nomeadamente a diferença entre os dois tipos de porcelana utilizados, o efeito da qualidade da luz, o efeito da espessura da porcelana e a experiência do observador.

Seleção da sombra do cepo

É importante comunicar a cor do dente preparado ou do "coto" ao ceramista para que este possa construir a restauração com a opacidade/translucidez correcta. Pode ser necessário utilizar uma cerâmica mais opaca para bloquear a descoloração, por exemplo, uma restauração à base de alumina ou zircónia pode ser uma melhor escolha do que uma cerâmica à base de vidro.

A maioria dos consultórios dentários está equipada com lâmpadas incandescentes e fluorescentes: A luz do dia do norte, que pode estar próxima da luz branca de espetro total e é frequentemente utilizada como padrão "normal" para avaliar a luz de outras fontes. Tem um índice de restituição de cor (CRI) próximo de 100. O índice de restituição de cor, numa escala de 1 a 100, indica a qualidade com que uma determinada fonte de luz restitui a cor em comparação com uma fonte padrão específica. Outro padrão de referência de fonte de luz é a temperatura de cor, que está relacionada com a cor de um corpo preto padrão quando aquecido. A temperatura da cor é indicada em graus Kelvin (K), ou absoluta (0°K = -273°C). A luz do dia do Norte tem uma temperatura de cor média de cerca de 6500°K, mas esta varia com a hora do dia, a cobertura de nuvens, a humidade e a poluição. Embora a luz do dia seja muitas vezes utilizada como padrão para comparar outras fontes de luz, nunca utilize a luz direta do sol para fazer sombra. A distribuição das ondas de luz do sol depende da hora do dia, da humidade e da poluição. A luz incidente de manhã e à noite tem ondas azuis e verdes mais curtas dispersas e apenas as ondas mais longas penetram na atmosfera. Por conseguinte, a luz do dia ao amanhecer e ao anoitecer é rica em amarelo e laranja, mas carece de azuis e verdes. A luz do dia do Norte, por volta do meio-dia, num dia claro, é considerada ideal porque a luz incidente é mais equilibrada no espetro da luz visível.

Avanços nas sombras - Passado, presente e futuro

TIPOS DE SISTEMAS TECNOLÓGICOS DE SOMBREAMENTO

- Dispositivos RGB
- Câmaras digitais
- Espectrofotómetros
- Colorímetros

Dispositivos de correspondência de sombras

Estes dispositivos foram concebidos para ajudar os clínicos e técnicos na especificação e controlo da cor dos dentes. O mais antigo dispositivo de medição de cor concebido para uso clínico foi um "colorímetro com filtro". O "**Chromascan**", introduzido no início dos anos 80, teve um sucesso limitado devido ao seu design e precisão inadequados. Uma vez que a estética é um dos principais focos do marketing dentário, juntamente com a disponibilidade de ópticas de medição de cor melhoradas, estão a ser planeados novos dispositivos para ultrapassar o desafio da correspondência de cores. Os dispositivos de medição da cor são normalmente constituídos por um detetor, um condicionador de sinal e um software que processa o sinal de forma a tornar os dados utilizáveis no consultório ou laboratório dentário.

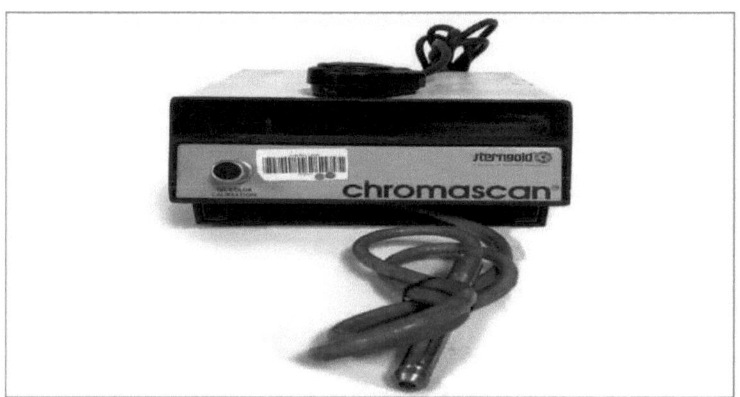

Fig 26 ChromaScan

1. Dispositivos RGB

VERMELHO, VERDE, AZUL para criar uma imagem a cores. Não controlam as principais variáveis associadas à determinação exacta da cor. **O ShadeScan™** mede as cores em toda a superfície do dente, analisa-as e gera um relatório de correspondência de cores. Do mesmo modo, pode gerar um relatório para ser utilizado com qualquer sistema padrão de guias de cor. **O ShadeScan™** cria uma imagem do dente com um mapa de translucidez e caraterização, e depois gera um relatório impresso. Além de utilizar **o ShadeScan™** para coroas e pontes, os fabricantes sugerem a sua utilização também para restaurações directas e para monitorizar o tratamento.

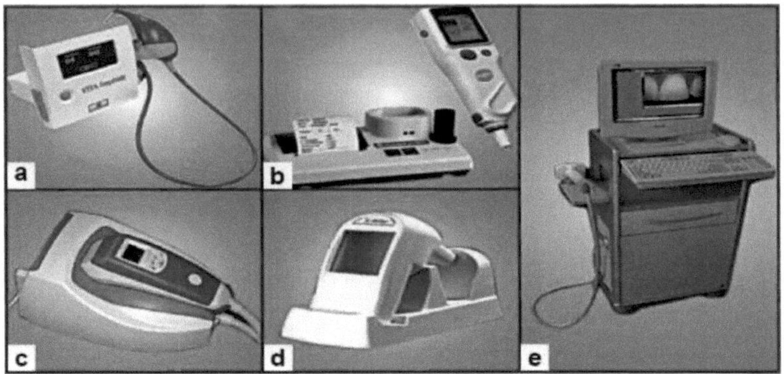

Fig-27 A varredura de sombra

3. Câmaras digitais

As câmaras digitais são eficientes e fáceis de usar e podem ser um complemento ideal para o clínico e o técnico de laboratório na quantificação da cor, mas sozinhas não são um método muito fiável para a análise da cor. 14 Factores como a iluminação e o ângulo da fotografia alteram a forma como a cor é percebida pela câmara. Alvin et al. afirmaram que a utilização de câmaras SLR comerciais, quando combinadas com os protocolos de calibração apropriados, mostrou potencial para utilização no processo de replicação de cores. Spear afirmou que a utilização de películas de qualidade profissional com correção de cor (por exemplo, Kodak EPN-100, E100-S ou EPP) e a existência de um bom laboratório fotográfico para as revelar, tirando fotografias vectoriais a 65-70°, olhando para baixo com um bordo incisal afastado do croma e da tonalidade, ajuda a aumentar a quantidade de reflexo.

A tecnologia das câmaras digitais também está a ser utilizada para a correspondência de sombras. Em vez de incidir a luz na película para criar uma reação química, as câmaras digitais captam imagens utilizando dispositivos acoplados carregados (CCD), que contêm milhões de elementos sensíveis à luz microscopicamente pequenos. Tal como os fotodíodos, cada fotossítio responde apenas à intensidade total da luz que incide na sua superfície. Para obter uma imagem a cores, a maioria dos sensores utiliza filtragem para observar a luz nas suas três cores primárias, de forma análoga ao colorímetro filtrado. Existem várias formas de registar as três cores numa câmara digital. As câmaras de maior qualidade utilizam três sensores separados, cada um com um filtro diferente.

A luz é direccionada para as diferentes combinações de filtros/sensores através da colocação de um divisor de feixe na câmara. O divisor de feixe permite que cada detetor veja a imagem simultaneamente. A vantagem deste método é que a câmara regista cada uma das três cores em cada localização de pixel. O sistema de visão dentária ShadeRite e o ShadeScan combinam a análise digital da cor com a análise colorimétrica, mas o SpectroShade é o único que combina a imagem digital da cor com a análise espectrofotométrica.

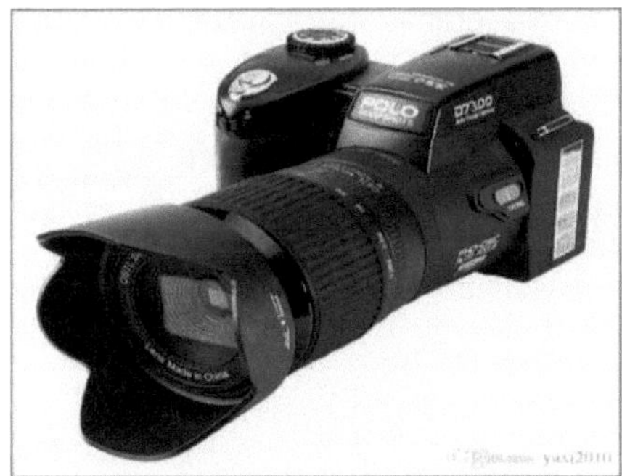

Fig-28 A DSLR

3. Espectrofotómetros

Ele mede e regista a quantidade de energia radiante visível reflectida ou transmitida por um objeto, um comprimento de onda de cada vez, para cada valor, croma e matiz presente em todo o espetro visível. **VITA Easy shade Compact** é o aparelho que satisfaz o maior número de requisitos para a escolha de cores em ambientes clínicos. Com o aparelho é possível determinar a cor geral do dente, a cor de cada terço do dente - cervical, médio e incisal, bem como confirmar a cor da restauração.

VITA Easyshade Compact é capaz de medir uma ampla gama de cores que incluem VITA Linerguide 3DMaster, VITA Toothguide 3D-Master e VITAPAN A1-D4 cores clássicas. Espectrofotómetros e espectrorradiómetros são instrumentos concebidos para produzir as medições de cor mais precisas. Os espectrofotómetros diferem dos espetro-radiómetros principalmente porque incluem uma fonte de luz estável. Existem dois tipos de concepções básicas normalmente utilizadas para estes instrumentos. O instrumento de varrimento tradicional consiste num detetor de fotodíodo único que regista a quantidade de luz em cada comprimento de onda, sendo a luz dividida em pequenos intervalos de comprimento de onda através da sua passagem por um monocromador. Uma conceção mais recente utiliza uma matriz de díodos com um elemento dedicado para cada comprimento de onda. Esta conceção permite a integração simultânea de todos os comprimentos de onda. Ambas as concepções são consideravelmente mais lentas do que os colorímetros com filtro, mas são os dispositivos de medição de cor mais utilizados. O **Vita EasyShade compact** é um exemplo de um espetrofotómetro.

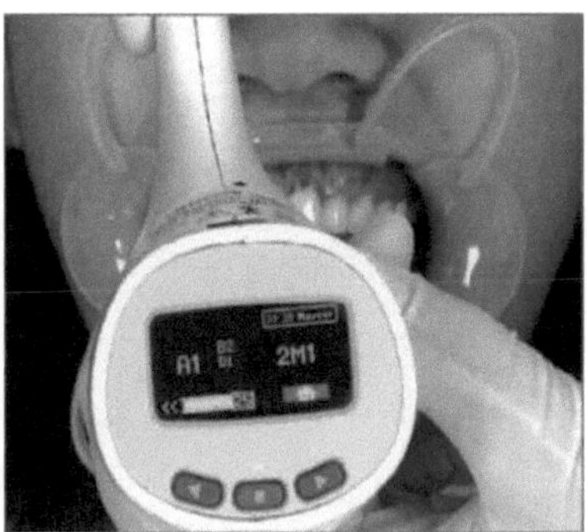

Fig-29 Vita Easy Shade Compact

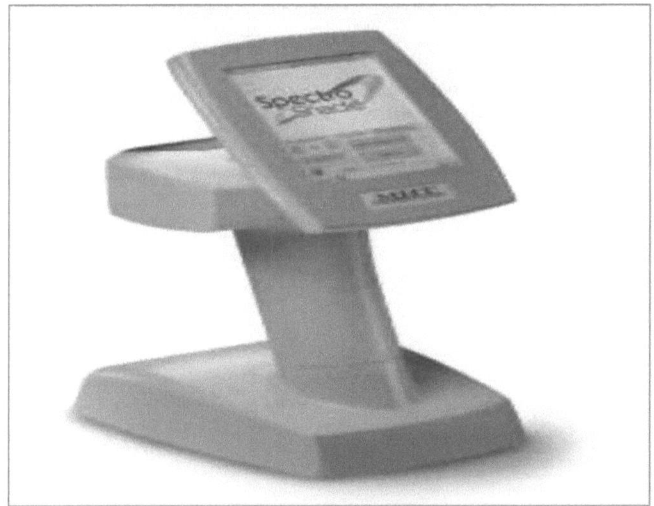
Fig-30O Spectro Shade

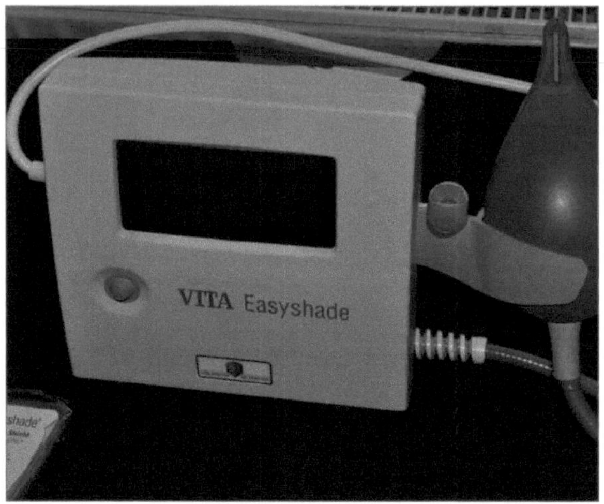

Fig-31 Micro tecnologias médicas de alta tecnologia (imagem digital + espetrofotómetro)

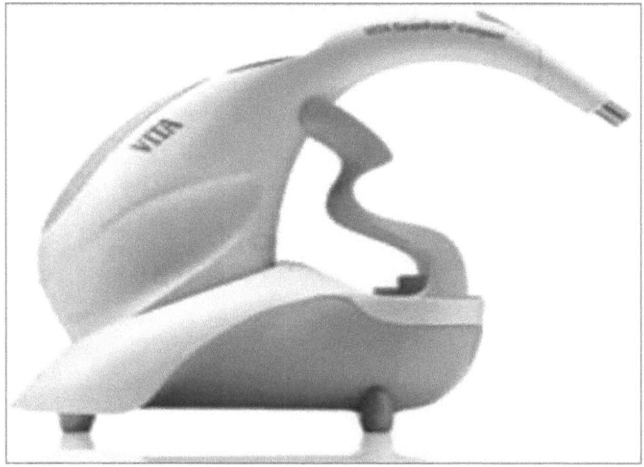

Fig-32 Espectrofotómetro portátil

4. Colorímetros

Os colorímetros com filtro utilizam geralmente três ou quatro fotodíodos de silício que possuem filtros de correção espetral. Estes filtros actuam como geradores de funções analógicas que limitam as características espectrais da luz que atinge a superfície do detetor. Os colorímetros com filtro são considerados inferiores aos dispositivos de varrimento, como os espectrofotómetros e os espectrorradiómetros, devido à incapacidade de corresponderem às funções do observador padrão. No entanto, devido à sua natureza de deteção consistente e rápida, estes dispositivos podem ser utilizados para o controlo de qualidade.

O **ShadeEye** é um exemplo de um colorímetro baseado no conceito de cor natural, que fornece medições em unidades CIELAB (L*, A*, B*) que podem comparar os parâmetros de cor de diferentes objectos quando analisados matematicamente. Os colorímetros podem ser de dois tipos, principalmente os colorímetros fotoeléctricos tristímulos (Microcolor) e os de matriz de fotodíodos de silício (Orient Scientific Ltd).

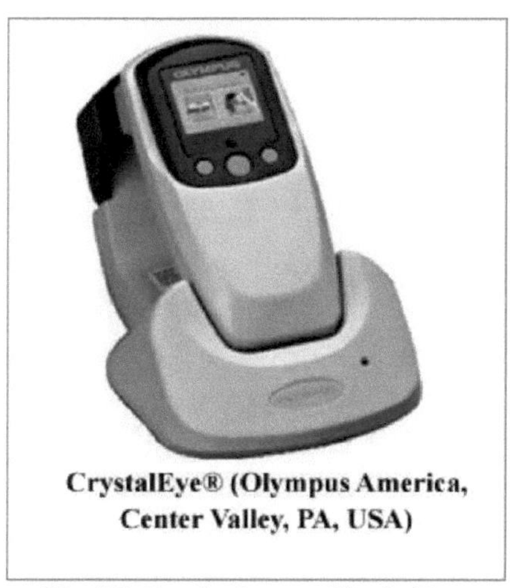

CrystalEye® (Olympus America, Center Valley, PA, USA)

Fig-33 O colorímetro Shade Eye

O colorímetro Microcolor (um colorímetro fotoelétrico tri-estímulo) é um sistema de medição autónomo que não necessita de uma fonte de energia externa, enquanto que uma matriz de fotodíodos de silício necessita de uma fonte de energia externa e de uma fonte de luz padrão; é um instrumento de medição de cor compacto que é menos propenso a sobreaquecimento e é rentável. O sistema de visão de cor acrescenta a vantagem de as informações de cor serem enviadas para o laboratório dentário através de correio eletrónico, disco ou impressão. A unidade Shade Vision utiliza colorimetria avançada para determinar cientificamente a tonalidade, o valor e o croma dos dentes. A unidade Shade Vision capta uma imagem do dente e transfere-a para um computador pessoal para processamento. As informações sobre a cor podem então ser enviadas para o laboratório dentário por correio eletrónico, disco ou por impressão. Se as informações de correspondência de cor forem enviadas por ficheiro eletrónico, o laboratório deve ter o software adequado para interpretar os dados.

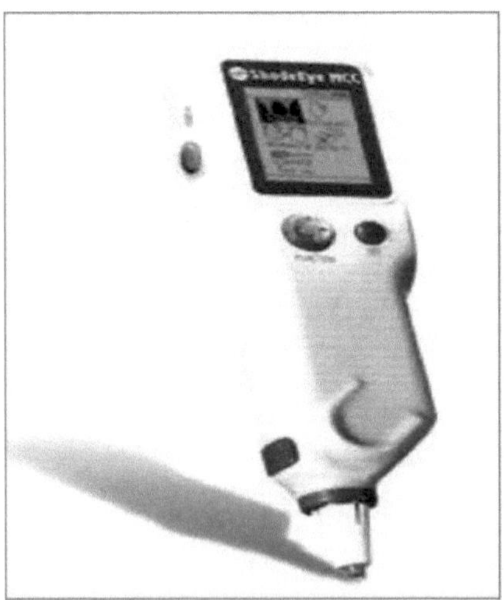

Fig-34 A sombra para os olhos NCC

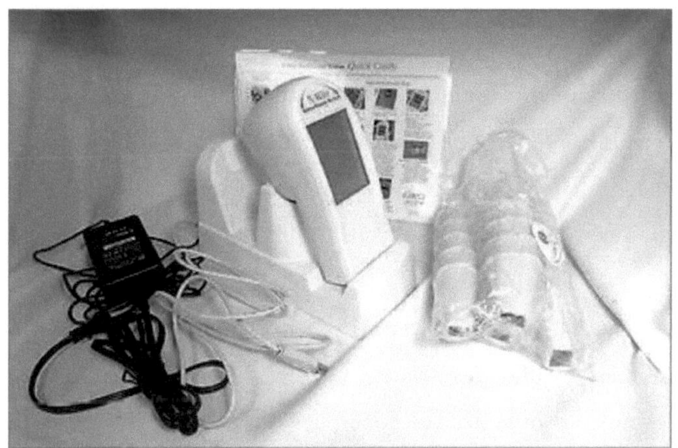

Fig-35 X-Rite Shade Vision

5. Guias de sombra

Os primeiros guias de cores derivavam das cores dos dentes que eram consideradas agradáveis e não da distribuição de cores encontradas na população em geral. Clark introduziu um guia de cores personalizado em 1931, baseado na avaliação visual de dentes humanos, registada em Munsell Hue, Value and Chroma. Reconhecendo as deficiências dos guias disponíveis, **Sproull,** no início dos anos 70, sugeriu que um guia de cores ideal deveria consistir em separadores de cores bem distribuídos e logicamente organizados no espaço de cores, de preferência com base no sistema de cores Munsell.

As questões de controlo de qualidade relacionadas com as diferenças de cor entre as guias de cor e os lotes de porcelana do mesmo fabricante podem ser tão problemáticas como as diferenças entre fabricantes. Em meados dos anos 90, Miller reconheceu que o material da guia de cor deveria ser o mesmo da restauração e que a espessura das guias de cor não deveria ser maior do que a média das facetas de porcelana. As limitações das guias de cor são factores que comprometem os procedimentos de correspondência de cor em medicina dentária e contribuem para a insatisfação dos clínicos, técnicos e pacientes. Foi desenvolvida uma nova geração de guias de cor para resolver estas deficiências. A Shofu ofereceu o Conceito de Cor Natural, enquanto a Vita introduziu um sistema de guias de cor tridimensional (Vita 3D-Master).

O sistema Natural Color Concept é composto por 208 misturas de cores baseadas em 38 tonalidades básicas. O fabricante afirma que estas misturas estão logicamente organizadas no espaço de cor L*a*b* de acordo com Munsell Hue, Chroma e Value. Para além disso, as guias de cor e o material de revestimento são feitos do mesmo material para evitar o efeito de metamerismo. A escala de cores Vita 3D-Master apresenta uma distribuição colorimétrica sistemática de 26 guias de cor dentro do espaço de cor do dente. O fabricante afirma que esta escala de cores demonstra uma distribuição equidistante no espaço de cor.

O guia de cores está organizado em cinco níveis de valores primários, com uma distribuição secundária baseada no croma e na tonalidade. Estes grupos de valores estão organizados do mais claro (nível de valor 1) para o mais escuro (nível de valor 5), da esquerda para a direita. As tonalidades intermédias podem ser obtidas com base em fórmulas de mistura. O fabricante defende um processo em três etapas: o valor é determinado primeiro na determinação da tonalidade e, em seguida, o croma e a tonalidade são determinados. O processo de seleção é simplificado porque o número de escolhas diminui ao longo do procedimento. A disposição dos separadores de cor no Vita Classical é por tonalidade, enquanto que nos guias Chromascop os separadores estão dispostos em cinco níveis de valor claramente discerníveis. Dentro de cada nível existem separadores que representam diferentes cromas e matizes.

Os cinco níveis cobrem a área do sólido de cor CIELAB ocupada pelos dentes naturais. O nível de valor mais claro tem apenas dois níveis de croma de uma só tonalidade e o nível de valor mais escuro tem três níveis de croma de uma só tonalidade. Os grupos 2, 3 e 4 têm três níveis de croma da tonalidade média e laranja e dois níveis de croma em cada mudança de tonalidade para amarelo ou vermelho. A sequência de seleção da tonalidade é o valor, depois o croma seguido da tonalidade.

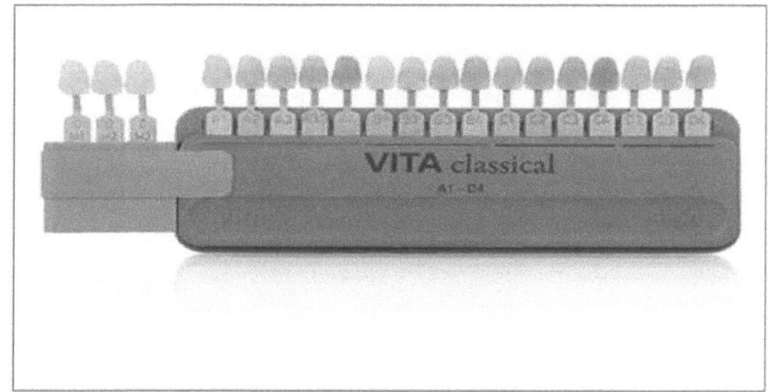

Fig-36 Guia de cores Vitapan Classic

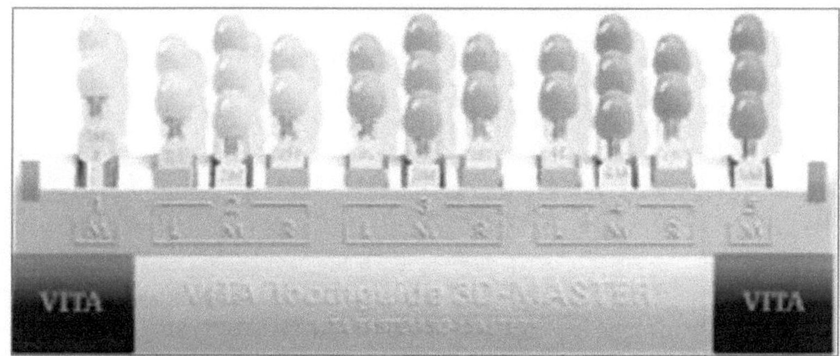

Fig-37 Vitapan 3D Master

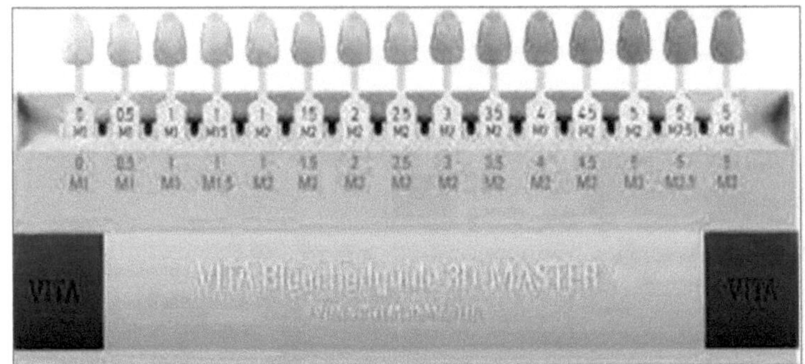

Fig-38 Vitapan Bleached Guide3D Master

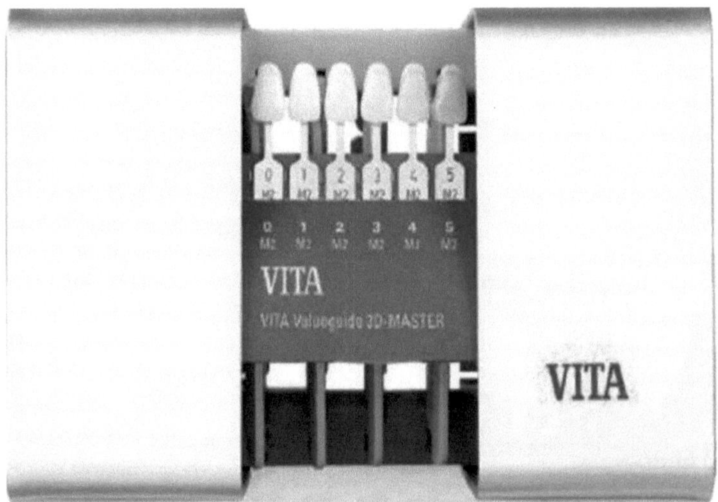

Fig-32-Guia Linear 3D Vita

Resumo e conclusão

A compreensão da ciência da cor e da perceção da cor é crucial para o sucesso no campo em constante expansão da medicina dentária de restauração estética. As limitações dos materiais e das técnicas podem impossibilitar uma seleção perfeita da cor. A seleção da cor deve ser abordada de uma forma metódica e organizada. Isto permitirá que o profissional faça a melhor escolha e a comunique com precisão ao laboratório.

A seleção da cor em prótese dentária é um processo multidimensional influenciado por factores fisiológicos, ambientais, relacionados com o material e processuais. Ao considerar estes factores de forma abrangente, os profissionais de medicina dentária podem melhorar a sua capacidade de obter resultados precisos, estéticos e centrados no paciente nas restaurações dentárias. Os avanços na tecnologia e nos materiais continuam a aperfeiçoar as técnicas de correspondência de cores, oferecendo maior precisão e personalização nos tratamentos protéticos.

Fazer corresponder os dentes naturais com uma restauração artificial pode ser um dos procedimentos mais desafiantes na dentisteria de restauração. Os dentes naturais variam muito em cor e forma. Revelam uma ampla informação sobre o passado e a personalidade dos nossos pacientes. A medicina dentária oferece a oportunidade de restaurar as características únicas do nosso paciente ou de as substituir por alternativas. Quer estejamos a restaurar um dente ou muitos, a capacidade de avaliar e comunicar corretamente as informações ao nosso laboratório pode ser muito melhorada através da aprendizagem da linguagem da cor e das características da luz. Só é possível duplicar em cerâmica o que foi distinguido, compreendido e

comunicado no processo de correspondência de cor da dentição natural. Este artigo dará ao leitor uma melhor compreensão do que acontece quando a luz incidente atinge a superfície de um dente e algumas estratégias para melhor avaliar e comunicar isto ao laboratório dentário.
A cor é complexa e engloba tanto fenómenos subjectivos como objectivos, mas

Cada indivíduo tem uma perceção diferente da cor, pelo que o conhecimento e a competência de cada profissional desempenham sempre um papel importante. Existem vários factores que podem influenciar a avaliação da cor pelo médico. Por isso, utilizar apenas a técnica tradicional de correspondência de cores não é suficiente para obter uma cor exacta.

A análise instrumental da cor oferece uma vantagem potencial sobre a determinação visual da cor, porque as leituras instrumentais são objectivas, podem ser quantificadas e são obtidas mais rapidamente. Os espectrofotómetros e os colorímetros têm sido utilizados com modificações na tentativa de ultrapassar os problemas de correspondência visual de cores em medicina dentária. Os colorímetros de estímulo fotoelétrico têm o potencial de eliminar algumas das deficiências do método visual e têm demonstrado fornecer medições precisas e repetíveis, mas não são à prova de erros. Em medicina dentária, os resultados de um dispositivo colorimétrico podem ser alterados porque a luz de iluminação padronizada emitida pelo dispositivo pode ser dispersa, absorvida, transmitida, reflectida e até deslocada numa direção lateral, como resultado das propriedades ópticas translúcidas dos dentes e das cerâmicas dentárias.

Haywood *et al.* (1994) descobriram que os colorímetros são projetados para superfícies planas e não para as superfícies curvas translúcidas encontradas nos dentes. As propriedades de cor não uniformes dos dentes envolvem uma camada complexa de estrutura dentária e alterações subtis de cor que desafiam até os melhores instrumentos. Além disso, o custo elevado e a utilidade limitada destes instrumentos impedem a sua utilização na prática clínica dentária.

O primeiro guia de cores "Tooth Color Indicator", fabricado por Clark, continha 60 amostras de cores de porcelana. Anos atrás, o "Vitapan Classic Shade Guide" era o padrão de ouro na escolha de cores. Embora ainda seja utilizado atualmente, apresenta várias deficiências que foram ultrapassadas com sucesso nos novos guias.

O trabalho de **Hall (1991)** serviu de base para o desenvolvimento do "Vitapan 3D-Master Shade Guide" que foi o primeiro sistema comercial de determinação e reprodução das cores baseado nos princípios da classificação colorimétrica. O VITA pan 3D-Master Shade Guide é um guia de cores altamente melhorado em comparação com os guias de cores clássicos, com uma melhor organização, uma gama mais alargada e uma distribuição uniforme das cores. A determinação instrumental da cor requer aparelhos como espectrofotómetros, colorímetros tri-estímulos, espetro-radiómetros, bem como câmaras digitais.

Compreender a influência de diferentes variáveis na seleção da cor, desde a iluminação até à tonalidade, valor e croma do dente e a forma como o olho interpreta isto, pode ajudar nesta seleção. A utilização do Vita System 3D-Master que permite uma seleção lógica da cor em matiz, valor e croma. Existem limitações nos guias de cor, uma vez que não têm em conta a variabilidade encontrada nos dentes naturais, por exemplo, fluorescência, opalescência, translucidez, espessura do esmalte e objetividade. Os efeitos da textura da superfície na reflexão da luz e as diferentes caracterizações devem ser registados e duplicados nas restaurações finais.

A utilização da tecnologia com diferentes dispositivos na seleção de cores pode eliminar a subjetividade da escolha e a utilização da fotografia para comunicar cores e caracterizações melhorou o processo de seleção. Foi descrito um procedimento de seleção de cores para garantir resultados consistentes, tendo em conta as diferentes variáveis que influenciam a correspondência de cores.

A satisfação dos pacientes com a correspondência de cor é importante quando se constrói ou substitui uma restauração e o nível de satisfação dos pacientes pode ser diferente do nível de satisfação do médico dentista. A determinação da cor e da tonalidade tem sido tradicionalmente um dos maiores desafios na área da medicina dentária. A estética de qualquer restauração depende não só da forma do contorno, do acabamento da superfície e da translucidez, mas também da cor. A importância da aparência pode ser compreendida pelo facto de os materiais dentários utilizados para fins de restauração terem sido amplamente classificados como materiais estéticos e não estéticos.

Com os avanços tecnológicos, estão a ser produzidos e disponibilizados para utilização vários materiais de restauração estética. Mas o verdadeiro desafio surge quando é necessário efetuar uma correspondência de cores precisa. A crescente consciencialização dos pacientes aumentou o nível de exigência de uma correspondência exacta da cor. A perceção da cor é um fenómeno complexo e subjetivo que pode variar em função da iluminação, da visão da cor e do fundo. A determinação visual da cor é o método pelo qual a cor do dente natural é comparada com um padrão de cor. A perceção da cor depende da fonte de luz, do objeto e do observador. A seleção da cor através da utilização de guias de cor é inadequada devido à falta de padronização. Os erros intra e inter-operadores são comuns na seleção da cor. A escolha de um determinado método baseia-se na sua praticidade, conveniência, fiabilidade e repetibilidade. No passado, foram utilizados meios auxiliares como diapositivos, imagens e descrições escritas para tornar aceitável o processo de perceção da cor. A seleção visual da cor é o método mais comum e convencionalmente utilizado.

Os meios mecânicos de controlo da cor das restaurações dentárias ultrapassaram as dificuldades do método visual, excluindo a subjetividade. Os dispositivos electrónicos, como os espectrofotómetros e os colorímetros, têm sido utilizados como uma tentativa de correspondência precisa da cor, com sucesso significativo. Mas, por vezes, a extrema precisão do colorímetro pode complicar as situações para o clínico quando existe uma diferença entre a cor original e a cor da restauração fabricada.

Apesar de os estudos terem demonstrado que a mudança de brilho de separador para separador varia muito, a correspondência visual da cor continua a ser o método principal para selecionar e avaliar a cor dos dentes e das restaurações numa perspetiva clínica. A seleção da cor em prótese dentária combina princípios científicos com julgamento artístico para criar restaurações dentárias de aspeto natural que aumentam a satisfação do paciente e a estética oral. Os avanços na tecnologia continuam a aperfeiçoar este processo, oferecendo novas ferramentas para resultados mais precisos e previsíveis.

A seleção da cor em prótese dentária integra princípios científicos com julgamento artístico para alcançar resultados estéticos óptimos. Envolve uma avaliação meticulosa da cor natural do dente, a consideração das características do paciente e a aplicação de tecnologias avançadas para uma correspondência precisa da cor. Ao enfrentar os desafios e ao tirar partido dos avanços tecnológicos, os profissionais de medicina dentária podem fornecer consistentemente restaurações dentárias de aspeto natural que aumentam a satisfação e a confiança dos pacientes.

Em resumo, a seleção da cor em prótese dentária é um processo multifacetado essencial para alcançar a harmonia estética nas restaurações dentárias. Através de uma combinação de conhecimentos científicos, perceção artística e inovação tecnológica, os clínicos podem assegurar que cada restauração se integra perfeitamente nos dentes naturais, satisfazendo as expectativas dos pacientes e melhorando a estética geral do sorriso.

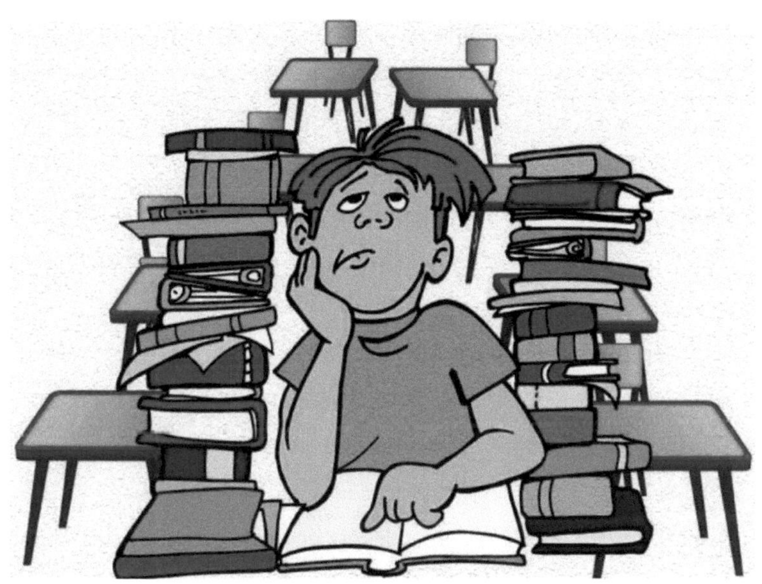

Bibliografia

1. **Stephen J Chu,Rade D** ParavinazFundamentos da cor(2nd Edition)-Correspondência de cores e comunicação em odontologia estética. Quintessence Publishing Co, Inc.
2. **Vimal K** SikrrColor-Implications in Dentistry. Jornal de Odontologia Conservadora - outubro-dezembro de 2010, Volume-13, Edição-4.
3. **R.R Seghi,W.M. Johnston e W.j O'Brien:** Análise espectrofotométrica das diferenças de cor entre sistemas de porcelana.Journal of Prosthetic Dentistry- Julho1986,Volume-56,Número-1.
4. **Vidhya Parameswaran:** Comparação das precisões de um espetrofotómetro intraoral e do método visual convencional para a correspondência de cores utilizando dois sistemas de guia de cores.Journal of Indian Prosthodontic Society- (outubro-dezembro de 2016),Volume-16,Issue-4.

5. **Pustina-Krasniqi T, Shala K, Staka G, Bicaj T, Ahmedi E, Dula L. Eur :**Distribuições de luminosidade, croma e matiz em dentes naturais medidas por um espetrofotómetro. European Journal of Dentistry- Volume 2017,Volume-11,Issue-1.
6. **Rakesh Vadher**: Noções básicas de cor em medicina dentária - uma revisão - Journal of Dental and Medical Sciences -Volume-13, Issue-9 .
7. **Raghunathan J, Ramesh A.S, Prabhu K e Gayathri R:** Uma revisão sistemática da eficácia da correspondência de cores em prótese dentária. Revista Internacional de Investigação Científica Recente - abril de 2016, Volume-7, Edição-4.
8. **Robert C. Sproull**: Correspondência de cores em Medicina Dentária: A natureza tridimensional da cor. Parte 1: Journal of Prosthetic Dentistry - abril de 1973, Volume 29, Número 4.
9. **Robert C. Sproull:**Correspondência de cores em medicina dentária.Aplicações práticas da organização da cor.Parte-2 Journal of Prosthetic Dentistry- novembro-1973, Volume-86,Número-5.
10. **Robert C. Sproull:** Correspondência de cores em medicina dentária. Parte III Controlo da cor - The Journal of Prosthetic Dentistry - fevereiro de 1974, Volume-31, Número 2.
11. **Stephen J chu:**Instrumentos e sistemas de correspondência de cores dentárias: revisão dos aspectos clínicos e de investigação. Jornal de odontologia -2010,Volume- 38,Issue- 2.
12. **R Khurana:** Uma avaliação clínica da repetibilidade individual de três dispositivos de medição da cor disponíveis no mercado. British Dental Journal - dezembro de 2007, Volume-203, Número-12.
13. **Bhat V, Prasad D K, Sood S, Bhat A:**Papel das cores na prótese dentária: Aplicação da ciência da cor em odontologia restauradora.

Jornal Indiano de Investigação Dentária-2011, Volume-22.

14. **Stephen F. Bergen:** iluminação do consultório dentário e discriminação da cor dos dentes - The Journal of the American Dental Association, janeiro de 1977, Volume 94.
15. **Cristina Gomez-Polo:**Diferenças entre o olho humano e o espetrofotómetro na correspondência da cor dos dentes- Journal of dentistry, outubro de 2014.
16. **John A. Sorensen:**Melhoria da correspondência de cores de restaurações metalo-cerâmicas. Parte I: Um método sistemático para a determinação da corJournal Of Prosthetic Dentistry - agosto de 1987, Volume 58, Número 2.
17. **John A.sorensen:**Melhoria da correspondência de restaurações metalo-cerâmicas. Parte II: Procedimentos para a comunicação visual da cor - Journal Of Prosthetic Dentistry - dezembro de 1987, Volume 58, Número 6.
18. **John A. Sorensen:**Melhoria da correspondência de cores das restaurações metalo-cerâmicas. Parte III: Inovações na aplicação de porcelana-Journal Of Prosthetic Dentistry - janeiro de 1988, Volume-59, Número-1.
19. **Jane D Brewer:**Advances in color matching-Dental Clinics of North America.April-2004,341-358.
20. **N.** CorcodelzEvaluation of small-group education on the shade determination ability of preclinical dental Students-European Journal of Dental Education, April 2018,Volume-22,Issue-3.
21. **Abdullal al farraj al** DosarizReliability of tooth shade perception by dental professionals and patients-Pakistan Oral & Dental Journal, June 2010,Volume-30, Number-1.
22. **Christopher** IgielzDental color matching: A comparison between

visual and instrumental- Dental Materials Journal, January 2016-volume- 35,Issue-1.

23. **F. D.** JaradzA utilização de imagens digitais para correspondência de cores e comunicação em dentisteria de restauração. British Dental JournalJulho 9 2005,Volume-199,Número-1.

24. **Teuta** Pustina-KrasniqizDistribuições de **luminosidade**, croma e matiz em dentes naturais medidas por um espetrofotómetro- European Journal Of Dentistry -janeiro-março 2017,volume-11,Issue-1.

25. **Kelvin I.** AfrashtehfarzIncreased Predictability in Tooth ShadeMatching- Oral Health Group-julho 2013-07-01.

26. **Stephen F.** BergenzA iluminação do consultório dentário e a discriminação da cor dos dentes, The Journal Of The American Dental Association, janeiro de 1977, Volume-94.

27. **Martinez** CIEzAvaliação **clínica** da influência da iluminação durante a correspondência visual de sombras- Journal of Dental Application-setembro-2014;Volume-1 ,Issue-5.

28. **F. D.** JaradzA utilização de imagens digitais para correspondência de cores e comunicação em dentisteria de restauração-British Dental Journal, 9 de julho de 2005, Volume -99, Número-1.

29. **John D. Da** SilvazDesempenho **clínico** de um sistema espetrofotométrico recentemente desenvolvido na reprodução da cor dos dentes-Journal of Prosthetic Dentistry.May-2008,Volume-99,Issue-5.

30. **Irfan Ahmad:**Protocols for Predictable Aesthetic Dental Restorations-Wiley and Blackwell publisher.

31. **Bruce marcucci:**A Shade Selection Technique-Journal of Prosthetic Dentistry- maio de 2003,Volume-89,Número-5.

32. **Basavanna Rs:** Seleção da sombra - Jornal Internacional de Ciências

da Saúde Oral - janeiro-junho de 2013, Volume- 3, Edição -1.

33. **Anand M, Shetty P, Bhat SG:** Shade matching in fixed prosthodontics using instrumental color measurements and computers- The Journal of Indian Prosthodontic Society -October 2007,Volume- 7,Issue-4.

34. **B.Yilmaz:**Comparação da determinação visual da cor e um colorímetro dentário intra-oral-Journal of Oral Rehabilitation, junho de 2008, Volume- 35,Issue-10.

35. **Smitha Aj :**Shade matching in aesthetic dentistry-from past to recent advances- Journal of Dentistry and Oral Care Medicine,Volume-3,Issue-1.

36. **Mehta R Shade selection:**Blending of conventional and digital methods-An updated review- International Journal of Enhanced Research in Medicines & Dental Care, June-2014,Volume-1,Issue-4.

37. **Stephen J. Chu:** Instrumentos e sistemas de correspondência de cores dentárias. Revisão dos aspectos clínicos e de investigação - Journal of dentistry, dezembro de 2010, Volume 38.

38. **Weng-Kong Tam**:Accurate shade image matching by using a smart phone-Journal of Prosthodontic Research-2017,Volume-61,Issue- 2.

39. **Ioana-Sofia-Ciutril:** Avaliação espectrofotométrica da cor de incisivos, caninos e molares permanentes - um estudo clínico transversal. Clujul Medical 2015 ,Volume- 88,Number-4.

40. **W.M. Johnston:**Assessment of Appearance Match by Visual Observation and Clinical Colorimetry-Journal of Dental Research,May- 1989,Volume-68,Number-5.

41. **Minah Kim:**Um dispositivo digital de correspondência de sombras para a determinação da cor dentária utilizando o algoritmo da máquina de vectores de suporte-British Dental Journal,Sensors- 2018,3051.

42. **R. Khurana:**Uma avaliação clínica da repetibilidade individual de três

dispositivos de medição da cor disponíveis no mercado-British Dental Journal, 22 de dezembro de 2007,Volume-203,Número-12.

43. **Max Schmeling:**Color selection and Reproduction in dentistry:Fundamentals of color-International Journal of Dental SciencesJaneiro-abril de 2016, Volume-18,Número-1.

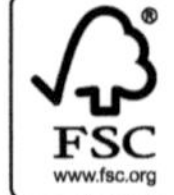

MIX
Papier aus verantwortungsvollen Quellen
Paper from responsible sources
FSC® C105338

Printed by Books on Demand GmbH, Norderstedt / Germany